はじめに

現代医療は驚くべき速さで進歩しています。かつて医師たちは、聴診器と触診だけで必死に病気に立ち向かっていましたが、いまや患者の血液一滴で疾患の有無を識別できるゲノム医療が始まろうとしています。今後、あらゆる病気の治療法が人工知能（ＡＩ）の指示によって決定されるようになるのも時間の問題でしょう。このような時代にあって、看護師は、医師とともに先端医療をしっかりと支える専門家（スペシャリスト）として、また治療や予後に大きな不安をかかえる患者の安全を守り、「大丈夫ですよ」と絶えず励ましてくれる伴走者（アドボケーター）として、ますます高いレベルでの役割を果たすことが期待されることでしょう。

そんな患者や社会の期待に応えるために、今求められる看護師の資質とは何でしょうか？　医師との緊密な連携を可能にする医学的知識でしょうか。それとも病院や地域の医療全体に目配りのできる管理能力でしょうか。いずれも重要な資質であることに間違いはありませんが、実はこれらの元となる最も大切な資質として、筆者は「物事を客観的に把握する力」が大切であると感じています。「物事を客観的に把握する力」とは、すなわち「統計的センス」です。

統計的センスとは、文字通りに表現すれば「あなたが直面する混沌とした状況を（客観的に）計測し、その結果に基づき、あなたや周囲の人々のなすべきことをしっかり見定める（統べる）ことのできるセンス」です。言い換えれば、思い込みや感覚ではなく、根拠に基づく意思決定を行おうとする意識や態度ということです。たとえばあなたが病棟で一人の患者さんの担当になり、その患者さんが今何に苦しみ何に悩んでいるかをしっかり知ろうと思えば、あなたはカルテの記録や同僚からの情報を収集したり、患者さん本人の言葉をじっくり聞きとったりするだけでなく、場合によっては患者さんを取り巻く物的・社会的環境を把握し、そこに隠された問題点を引き出そうとするでしょう。これが状況を客観的に計測することです。そして、チーム医療のもとでは、あなたが理解した患者さんの悩みや苦しみを、あなた以外の関係者にも正しく伝えることが必要です。そうしてはじめて、あなたを含むすべての医療者がこの患者さんのために何をなすべきかをしっかり見定めることができます。これが状況を統べることに他なりません。

このような測り統べる作業は、病棟のなかだけでなく、地域でも同様に発揮されることが期待されるでしょう。

実は、先に述べたことは、いつも現場で実践していることだと思われるかもしれません。その通りです。みなさんは知らず知らず、先のような計測と見定めが求められる場面に日々遭遇しておられるはずです。しかし、ともすれば、あなたの目の前の業務に追われて、大切な情報の収集や問題点の把握が〝形骸化〟していないでしょうか。把握された問題を冷静にチームで検討して、一人の患者さんや地域住民の本当の願いに適切に対応するための意思決定が本当にできているでしょうか。もしこの問いにあなたが少しでも不安を感じたとしたら、それは「統計的センス」を磨く絶好のチャンスです。

本書は、統計的センスを多くの看護師にもっていただき、それを日々の看護のなかで積極的に実践していただくことを願って書きました。この本の目的は、決して統計学の難しい公式を覚えてもらったり、看護研究に使うテクニックを伝授したりすることではありません（結果的にそのようなスキルを身につけることは大いに結構ですが）。むしろこの本が目指すのは、統計学の理論や統計的手法の意味や可能性、そして限界を正しく知っていただくことで、専門家としてより高い決断力と表現力を身につけ、それを武器にみなさんが看護師として自信をもって生きていっていただくことを応援することです。みなさんが看護師としてもっと医師との協働を進められ、もっと患者さんを支えることができるようにするために、一緒に統計的センスを磨いていきませんか。

※本来「アンケート」はフランス語で調査の意味なので、「アンケート調査」は厳密には「調査調査」となってしまいますが、本書では、一般的に定着している「質問紙調査」の意味で「アンケート調査」の用語を用いております。

安川　文朗

目次

第2章　統計の道具箱

第3章 統計を使った分析

第4章 統計知識を応用する ～実践的アンケート調査の方法～

第1章

わりと身近な統計分析

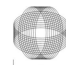

ナイチンゲールは統計学の先駆者

みなさんのなかで、フロレンス・ナイチンゲール（1820―1910）を知らないという人は、おそらくいないでしょう。

看護師が「白衣の天使」と呼ばれるようになった由来といわれる人物です。それでは、どのような功績を残したか、ご存知でしょうか。

一般に知られているところでいえば、クリミア戦争下の野戦病院で献身的な看護活動を行い、「クリミアの天使」と呼ばれるまでになったこと、さらに、その活動のなかで、病院内の衛生状況の悪さが助かるはずの多くの命を奪っている状況に気づき、環境の改善を図って兵士の死亡数を劇的に減少させたこと……といったところでしょう。

しかし、彼女の功績のなかで最も大きかったのは、実は、当時のイギリス国王・ヴィクトリア女王に直接かけあい、衛生政策の改革を行う委員会を発足させる影の立役者となったことではないでしょうか。ナイチンゲールは、この委員会への提言として、およそ1000ページにわたる報告書を作成したといわれています。こうした活動が功を奏したことで、衛生状況を改善すべきだという彼女の理念が国の隅々まで、果ては世界にまで広まる結果となったのです。

では、ナイチンゲールは、どうしてそのような説得力あふれる報告書を書き上げることができたのでしょうか？

ナイチンゲールは、上流階級の生まれで、歴史や語学、音楽などハイレベルな教育を受けて育ちました。そして、若い頃から「近代統計学の父」と称されたベルギー人のアドルフ・ケトレーを信奉するほど、数学や統計に強い興味をもっていたのだそうです。

そうした数学や統計の知識をふんだんに使って、イギリス軍の戦死者・傷病者について膨大なデータを分析し、その多くが戦闘で受けた傷そのものではなく、その後の治療や病院の衛生状況が原因で死亡していることを明らかにしたのです。彼女が作成した報告書は、緻密な統計的根拠に基づいているばかりでなく、当時としてはまだ珍しかったグラフを用いるなど、視覚に訴えるプレゼンテーションの工夫がつめこまれていました。

さらに、１８６０年にナイチンゲールは、ケトレーが立ち上げた国際統計会議のロンドン大会に出席し、病院における統計の標準化を図るためのモデルを提案しています。統計のとり方を統一することで、国際間で有効な比較分析ができるようになれば、それがひいては世界の医療向上につながるという信念からでした。

こうした活躍から、ナイチンゲールは、初のイギリス王立統計協会女性会員に、その16年後には、米国統計学会の名誉会員にもなっています。

祖国イギリスでは「統計学の先駆者」としても知られる看護師・ナイチンゲール。豊富な現場経験に加えて統計についての十分な知識があったからこそ、偉大な功績を残すほどに、彼女の信念は生涯を通してゆるぎないものであり続けたのではないでしょうか。

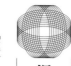

旧約聖書にみる「統計的センス」

「統計」とは、なんでしょうか?

近年では、統計学という学問が確立し、様々な分野で用いられるようになっています。しかし、「統計」というのは、机の上で勉強に励んだり、オフィスでレポートを作成して上司やクライアントに感心してもらったりするために存在しているわけではありません。統計は、人間の生活に深くかかわり、そして、役立っているからこそ、世界中でこぞって使われているのです。そこで、象徴的な例をご紹介しましょう。

太古の昔から、人間は自然の脅威や自分の運命の激変の背景には何らかの原因があると考え、それが何かを必死に探ろうとしていたと思われます。たとえば、自分たちが関与できない大いなる力（たとえば「神」）のはたらきなのか、それとも自分たちで制御可能な事柄なのかを知ることは、自分たちの領土や命を守るのに重要な情報でした。

およそ3000年前に書かれた旧約聖書の「創世記」には、こうした事情を背景にした興味深い記述があります。「神の使い」とイスラエル民族の祖である「アブラハム」が、ソドムとゴモラという町の破滅について問答をする場面です。

神の使いは、人心が荒廃し、犯罪や性的乱れが甚だしいソドムとゴモラを滅ぼそうとします。そのとき、神の使いは「〝ソドムとゴモラの罪は非常に重い〟と訴える叫びが実に大きい。私は降《くだ》っていき、彼らの行跡が果たして私に届いた叫びのとおりであるかどうか、見て確かめよう」と、アブラハムに告げます。アブラハムは進み出て、「あなたは正しい者を悪者と一緒に滅ぼされるのですか？　もしソドムの町に正しい者が50人いるとしたら、それでもあなたは滅ぼしますか？」と問い返します。そこで、神の使いは言います。「もしソドムの町に正しい者が50人いたら、町を全部救おう」と。すると、アブラハムはさらに、それが45人だったら、40人だったら、さらには30人、20人、ついには10人しかいないとしても、あなたは滅ぼしますか、と食い下がります。

神の権限は絶大なはずで、１つの町を滅ぼすことなど、いとも簡単にできるでしょう。しかし、アブラハムはあえて、たとえ神の所業であっても、１つの町とそこに住む人間を滅ぼしつくそうという以上、それなりの納得できる根拠が必要ではないか、そして、あなた（神の使い）が聞いているその根拠とは、本当にソドムとゴモラに住む人々、〝すべての人に適用できること〟なのだろうか、実際はそのなかの〝一部〟の人々の行跡が誇張されて伝わっているのではないか、と反論するのです。

この問答は、実は統計学でいうところの「あなたが見ている〝標本〟は〝母集団〟を本当に代表しているのか」という問いそのものです。このような〝統計的センス〟に基づいた議論の様子が３０００年前の旧約聖書のなかに描かれていることを知って、驚かれたのではないでしょうか？

統計というのは、机上の空論ではなく、人々の命や生活に深く根ざした学問といえるのです。

古代ローマ時代から始まる？

今日、様々な場面で活躍し、社会の発展に寄与している統計という考え方が、どのようにして生まれ、現在のようなかたちになったのかを見ていきましょう。

1　国の実態をとらえるために発展

統計学というのは生まれてからまだ間もない新しい学問ですが、統計の考え方は、はるか昔から使われていました。その起源は、古代ローマ時代にまでさかのぼります。

その目的はというと、人口調査です。古代ローマ国家は、人民から正確に徴兵や徴税を行うために、子どもの数や性別といった家族構成を把握しようと考えたのでした。古代ローマ以外にも、中国やバビロニアなどでは古代から人口調査が行われていたといいます。

一方、日本では、大化の改新で班田収授法が発令されてからの約２６０年間、6年に１度の全国的な戸籍調査が行われていました。その後は、豊臣秀吉や徳川吉宗など、時の為政者によって全国的な人口調査が行われることがありました。

海外では、17世紀ごろから、人口や産業・貿易の情勢が国家の繁栄に大きく影響し、その状況を把握することが国家経営に欠かせないという考え方から、そのための調査・研究が活発に行われました。１８０１年には、ナポレオンによって統計調査を行う組織としてフランス統計局が設置されています。

各国で相次いで、近代的な人口調査が継続して行われ始めたのもこの時期です。日本では、大正時代になって、1920年に第一回目の国勢調査が行われました。その後は現在にいたるまで、原則として5年に1度、国勢調査が行われています。ちなみに国勢調査は別名を「人口センサス」といいます。センサス（Census）とは、古代ローマの人口調査の調査員を表す「センサー」というラテン語が起源だといわれています。このように、長い間、統計は国家の運営に役立てるために「国の実態をとらえること」を目的として発展してきたといえます。明治初期に日本語で「統計」と訳された英語の「statistics」が、ラテン語の「status」（国家・状態）に由来している、というのもうなずけます。

2　別々に発展してきた確率と統計

さて、現代の統計学について語るうえで欠かせないのが「確率論」です。しかし、統計学と確率論は歴史上、別々の方向から研究され、発達していきました。

学問としての確率論はギャンブルから始まりました。16世紀に、イタリア人の数学者・カルダーノがギャンブルに生かそうとしてサイコロについて著したのが、学術的に述べられた初めての確率論です。さらに17世紀、数学者・パスカルとフェルマーがサイコロ賭博をテーマにやりとりした書簡が、当時ギャンブルでひと儲けしたいと考えていた人々の耳目を集めます。その内容は、推定、期待値、検定、標本理論、といった確率論の基礎となるものだったのです。

その後、18世紀から19世紀にかけて、ベイズ統計で知られるトーマス・ベイズ、ラグランジュ、ラプラスなどによる研究を経て、確率論は大成されたといってよいでしょう。

一方で、並行して統計に関する研究は進み、学問としての統計学の基礎が築かれていきました。17世紀、イギリスの商人だったジョン・グラントは、度重なるペストの流行に見舞われるロンドンで、教会の資料をもとにした死亡統計表を作成します。グラントは統計表を「分析」し、出生・婚姻・死亡といった人口動態のなかに数量的規則性を見出しました。重要なのは、これにより偶然と思われてきた事象に規則性があると示したことでしょう。この点で、現状把握を目的とした従来の人口調査とは一線を画しています。

これに続いて、ハレー彗星を発見したことで知られるエドモンド・ハレーは、死亡年齢の統計的解析を行いました。それまで偶然に支配されていると考えられていた人の死という事象にも一定の秩序があることを明らかにしたのです。これによって、年齢などの条件に合わせた合理的な保険料金を算出できるようになり、安定した保険事業の運営が行われるようになりました。

この時代の統計は、グラントやハレーのように集計したデータから平均や分散を求めるといった方法であり、古典統計学や、記述統計学などと表現されます。

3　確率と統計が融合した「統計学」

そうして確率についての考察が深まってくるにつれて、確率論が統計に応用されるようになっていきます。18世紀ごろの例として、ドゥ・モアブルの年金論、ベルヌーイによる天然痘の罹病率・死亡率の計算などを挙げることができるでしょう。

そして、19世紀半ば、アドルフ・ケトレーは社会統計を科学的に作成・分析するために確率論を導入しました。社会現象と自然現象のどちらも数量的に捉え、確率の概念を含む統計のかたちを整えたのです。ケトレーは、国際的な統計の標準化と発展を求めて国際統計会議の設立にも尽力しました。この人物こそが、「近代統計学の父」と呼ばれるナイチンゲールの師匠、あのケトレーなのです。

4　フィッシャーの推測統計学とベイズ統計

20世紀に入り、統計学は大きな転機を迎えます。ロナルド・フィッシャーが、集計されたデータは大きな母集団のうちの小さな標本に過ぎない（部分的である）という考え方を打ち出し、これが現在の統計学で重要視されている「推測統計学」の礎となったのです。

この〝部分的である〟とされた集計データから母集団の性質を見極めようとするのが推測統計学の「頻度論」と呼ばれる考え方であり、標本から母集団を推測する「推定」の概念もここで生まれました。こうした理論によって現在の統計学は、飛躍的な発展を遂げたとされており、フィッシャーは「現代統計学の父」とも呼ばれています。

もう一つ、20世紀の統計学が発展した要因として、「ベイズ統計」の概念が再評価されたことが挙げられます。ベイズ統計とは、18世紀イギリスの牧師で数学者であったトーマス・ベイズが提唱した「ベイズの定理」に基づく考え方で、フィッシャーの頻度論的推計が部分的な集計データから母集団の性質を知ろうとするのに対して、集めたデータが母集団の性質をどの程度表しているのかよくわからないので、最初に想定した確率（事前確率）を、様々な情報を入手するたびに修正していきながら（事後確率）、より確からしい確率を推定しようとする考え方です。このベイズ統計学が見直された理由は、第二次世界大戦中に暗号解読で結果を出したこと、コンピュータとの相性の良さから人工知能や機械学習の分野で多用されていることなどです。現在の統計学では、場合に応じて頻度論とベイズ論を使い分けるといったかたちで活用されていますが、理論的には大きく異なるため、学者間の論争は続いています。

このように、学問としての統計学はまだ新しいため、今日でも新たな概念や活用法が続々と生まれています。

統計学は最強の学問?

統計学は、医療、マーケティング、経営をはじめ、社会のあらゆる分野で活用され、人々の生活と密接にかかわっています。なぜ、それほど注目されているのでしょうか。

1　ブームとなった統計学

ナイチンゲールが行った、データを集めて平均を出したり、割合を計算したりといった集計による統計が、今では「古典的」と表現されるほど、統計学はその後の100年ほどの間に急速な進化を遂げました。

そして今、統計学がブームを巻き起こしています。出版界では入門書が5か月で26万部を売り上げ、都心の書店では統計学コーナーが設置されるほどです。統計学の公開講座にはビジネスマンを中心とした受講者が殺到し、統計学を使いこなすデータサイエンティストと呼ばれる専門職は企業から引く手あまた、という大人気の職業となっています。また、2011年には、統計質保証推進協会と日本統計学会による「統計検定」という資格試験が始まりました。その受験者数は年々増加し、開始当初の5倍にまでなっています。

現代統計学の基本的な考え方は、50年前には確立されていたといわれます。それが今になって、これほどパワフルな学問となったのは、統計学自体よりも、統計学を活用するための環境の劇的な変化によるものといえるでしょう。

2　パンチカードに記録されたフラミンガム研究

そのことを説明するために、アメリカのフラミンガムという町の住民を被験者とした大規模な疫学研究についてご紹介しましょう。

ワクチンや抗生物質といった対処法が見つかり、コレラのような感染症の猛威から逃れられるようになると、次には細菌とは関係のない、ガン・心臓病・脳卒中などを死因として亡くなる人の割合が増え、医学上の課題として浮上してきました。

フラミンガム研究が開始されたのは、1948年当時、増加が著しかった心臓病の原因を明らかにするためでした。調査チームが収集した調査データは5000人分あまり。当初、調査は2年に1度行われていました。といっても、何か研究上の目的があって2年に1度にしたわけではありません。それが技術的な限界だったのです。

フラミンガム研究がスタートした頃の日常の風景を思い浮かべられるでしょうか。世の中はアナログの世界です。携帯電話もパソコンもまだありません。コンピュータと呼べるものはかろうじてありましたが（機能面からいえば「計算機」ですが）、その入力にはパンチカードシステムが使われていました。これは、パンチカードと呼ばれる厚紙に穴をあけて、その穴の位置から情報を読み取って記録する、というものです。

3　誰でも解析できるようになった

パンチカードシステムは、まず調査データを手書きで記録し、それをもとにパンチカードに穴をあけ、コンピュータに読み取らせる、という作業を行います。それが５０００人分となれば、気の遠くなるような作業量だったでしょう。さらに、フラミンガム研究においてデータ解析ができるようになったのは、研究開始から10年以上の歳月を経て、汎用計算機が開発されてからのことだったそうです。

それが今や、画面を見ながら直接入力し、データはハードディスクやクラウド上に記録され、そのやりとりはインターネットを経由。しかも、パソコンやスマートフォンのアプリケーションを使って、誰でもすぐに解析を行うことができるようになりました。

このように、従来は大量のデータの収集・分析などに時間と費用の面で限界がありましたが、ＩＴ（またはＩＣＴ…情報通信技術）の進歩により、データ量の多さや計算の複雑さは問題にならなくなりました。必要な項目を解析するためのプログラミングを構築するか、アプリケーションの統計解析ツールに項目を入力すれば、たくさんのデータを一気に分析することができます。また、理論は完成していながら計算が煩雑すぎて、これまでは現実的ではなかった統計手法も、今はたやすく取り入れることができるようになっています。

こうして、統計学者や一部の研究者の間でのみ使われていた統計の考え方や手法が、20世紀末からＩＴの革命的な進歩によって誰でも利用できるものとなったのです。

4　最善の答えを導き出せる

ＩＴという強力なパートナーを手に入れた統計学は、すべての学問分野を横断して取り入れられるようになり、誰でもアクセス可能になりました。これは、ＩＴの発達により統計学が「誰の問いにも答えられる」という、いわば世界で最も汎用性の高いツールとなり得たからです。

「誰の問いにも答えられる」ようになれば、次に「最善の答えを知りたくなる」のは人間の必然です。ではどうすれば「最善の答えを導き出せる」のか。この課題に大きな貢献をしたのがイギリスの生物統計学者だったロナルド・フィッシャーが生み出した「ランダム化比較実験（RCT：Randomized Controlled Trial の略）」といえるでしょう。

ランダム化比較実験では、２つ以上の比較する対象があるとき、ランダム化という作業を加えることで、それら対象がもつ〝まばらな性質〟をいったん均一化して条件を揃えます。そのうえで、実際に比較したい条件を加え、結果として「誤差」とはいえない違いが出れば、対象と条件との因果関係が実証されるというものです。

たとえば、ある土地で2種類の花の種がどれだけ発芽するかを調べたいとき、土地を半分に分けて種を蒔くのでは日当たりや水はけなどの違いが結果に影響してしまいます。しかし、土地をもっと細かく区切り、ランダムに区画を選んで種を蒔けば、全体としてはほぼ均一な条件の土地に、2種類の種を蒔いたことになります。

この方法を使えば、あらゆるものを科学的に検証することができ、そのときの最善の答えを手に入れることができる、という非常にわかりやすくて強力な手法です。この手法は、アメリカ政府の政策決定プロセスや多くの企業などで経営戦略を検討する際に用いられています。企業などでは、この手法を「Ａ／Ｂテスト」と呼ぶこともあります。

　このように、統計学は21世紀に生きる私たちにとって必須ともいえるスキルです。そして、いったんその概要さえ掴んでしまえば、あらゆる分野の人にとって、強い武器となる可能性があります。その意味で、統計学は現在の学問のなかで最強ともいえるのではないでしょうか。

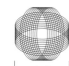

医療と統計データの関係性①　疫学と統計

原因不明の疫病を防止しようとする学問を「疫学」といいます。また、「疫学研究」とは、疾病や健康状況などについて、特定の集団を対象として、その原因や発生条件を統計的に明らかにする研究のことです。

たとえば、ある集団で特定の病気を発症した場合、「発症したグループ」と「発症していないグループ」を選び、過去に病気の要因と考えられるものにどれくらい接触があったのかを調べます。2つのグループにおいて「要因にさらされた人」と「さらされていない人」の割合の違いを統計的に評価し、病気と要因の関係を特定します。例としては、集団食中毒が発生したときに、その要因となった食品を突き止める場合などが挙げられるでしょう。

疫学の歴史は、遥かギリシャ時代にその源を探ることができますが、近代的な意味での疫学の発展は、17世紀半ばにヨーロッパで猛威を振るったペストに対する人々の関心と被害の記録をその端緒とすることができるでしょう。それ以来、様々な病気や症状に対して、罹患者の人数を記録したり治療における衛生状態や患者の食べ物を調べて病気との関係を探ったりということが行われるようになりました。

このような疫学の歴史で最初の「研究」と呼び得るもののひとつが、19世紀のロンドンでコレラに対して行われました。そしてこれこそ、人類にとって何万人もの命を奪う病気

スノウのレポート

	家屋の数	コレラによる死亡者	１万軒あたりの死亡者数
水道会社Ａを利用	40,046	1,263	315
水道会社Ｂを利用	26,107	98	37

出典：ジョン・スノウ『コレラの伝染様式について』

に立ち向かう、統計学の最初の挑戦でもあるのです。

当時のイギリスでは、コレラが大流行し、これに対して科学者も医者も政治家も無力でした。このころは産業革命によって都会に人が押し寄せ、膨大な数の貧しい工場労働者が狭い地域にひしめきあって暮らしていたため、家は粗末で下水設備もなく、町中、ゴミや排泄物による汚臭が漂っていました。そこで、ある医者は消臭剤で汚臭を防止できると提案し、ある政治家は汚物を川に流すという政策を唱えましたが、そのような対策では死亡者の数がいっこうに減らなかったことは言うまでもありません。

ここで「疫学の父」と呼ばれることになる外科医、ジョン・スノウが登場します。彼は、コレラで亡くなった人の家を訪れ、周囲の環境を観察しました。そして、できるだけ多くのデータを集め、疫学研究によって「コレラにかかった人」と「かかっていない人」の違いを比べるという検証を行います。その調査は、『コレラの伝染様式について』という詳細なレポートとしてまとめられました。

上の表は、そのレポートに示された内容を簡略化したものです。同じ地域で利用している水道会社別の家屋の数とコレラによる死亡者数が集計されています。分析結果は、家屋１万軒あたりという条件でコレラによる死亡者数を比較したところ、水道会社Ａを利用している家庭では水道会社Bを利用している家庭よりも死亡者が8・5倍多いというものでした。

近年は、疫学研究により、喫煙がガンの発症リスクを上げること、血圧が高いと心臓病や脳卒中の発症リスクが高くなることなども明らかになっています。これらは、アメリカのフラミンガムで大規模な疫学研究が行われるまで、まったく未知のものでした。

この研究によって健康に対する常識や保健政策は変わっていき、人々の寿命はずいぶん延びました。今では、気温や湿度などの気象データを分析し、天気予報と組み合わせて風邪の流行を予測するといった、病気の予防にも統計が利用されるようになっています。

医療と統計データの関係性②　看護と統計

看護師は、患者さんに寄り添い、伴走者として患者さんを励まし見守る存在であると同時に、医師等と共同して医療を支える専門家としての冷静な目をもっていなければなりません。

たとえば、担当している患者さんが何かに悩んでいる、あるいは苦しんでいるとき、その原因が何かを、ただ当てずっぽうに想像するのではなく、何らかの情報収集をして問題の原因をつきとめることが望まれます。情報には、患者さんからの聞き取り、診療録（カルテ）などの記録、同僚や他職種からの情報といったものがあり、さらに患者さんを取り巻く環境や社会的要因を検討する必要があるかもしれません。

そういった情報を客観的にとらえるためには、統計の知識が役に立ちます。たとえば、看護記録には患者さんの身長や体重、体温、血液型、各種の検査結果などが記録されていますが、これらのデータの意味を正しく理解するためには統計の考え方が必要です。また、担当患者の病気について調べたいと思ったとき、統計学の知識がなければ、必要なデータを探し当てるのは困難ですし、たとえ見つけたとしても、そのデータがどのように集められ、どのように表されているのかを理解していなければ、データの示す意味を正しく汲みとることはできません。

さらに「病棟で日常的に実施されている、あるケアについて、それを実施することでその患者の満足度を本当に高めることができるのだろうか」という疑問が生じた、といった場合はどうでしょう。そのようなときに統計の知識があれば、一歩進んで、自ら看護研究を行い、そのケアの効果を確かめることができます。様々な調査方法を用いて調査・研究し、その結果を関係者と共有したり、論文として世に出したりすれば、同じケアを受けているより多くの患者さんのために役立てられ、また看護業界全体のクオリティを高めることにもなるでしょう。

調査や研究を行うにあたっては、そもそも問題の選定が適切かどうかを吟味することも重要です。一般に、医療や看護の場で起こる問題や疑問のことをクリニカル・クエスチョン（CQ：Clinical Question の略）といいます。そのなかで倫理面や経済面などの条件を満たし、臨床研究の対象と判断されたものをリサーチ・クエスチョン（RQ：Research Question の略）といいます。

調査を進めるうえで、全国の患者数といった日本の統計データが必要になったときには、国が公表しているデータベースを調べることで、その数値を確認することができます。また、WHO（世界保健機関）など海外を拠点とする機関の統計データについても、それぞれのウェブサイトなどで公表されています。

看護研究では、客観的なデータによって結果を示すことが必要不可欠になります。統計は、そのための強力な道具となり得ます。とはいえ、本書が目指しているのは、統計の考え方を理解してもらい、統計的手法の意味や可能性、そして特に大事なのは、その限界を正しく知ってもらうことです。それらの理解を深めることで、専門家としてより高い決断力と表現力を身につけてほしいと願っています。

統計解析ツールを使いこなそう

１　データを正しく解釈することが大事

今、保健師をしていたり、保健師になるための勉強をしたことのある人、日常的に看護研究に携わる立場にある人にとっては、むしろこの内容は簡単なものに映るかもしれません。また、臨床の場で看護に統計的な思考を生かしたいと考えている人も、本格的な看護研究の実践者も、どちらも統計の専門家になる必要はありませんが、データを正しく解釈できるようになることは、理論や公式を覚えるよりもずっと大事なことなのです。

統計というと難解な計算を想像しがちですが、現在では自分で細かな計算を行うことは、まずありません。様々な統計解析ソフトや、統計解析の機能が付随したアプリケーションが流通していて、そうした〝解析ツール〟は簡単に入手できます。ですから、現在の統計で大事なのは、いかに適切なテーマを設定し、誤差の少ないデータを選出・集計し、誤用を避けて分析するか、という基本的な考え方を習得することです。むしろ誰でも簡単に扱えるようになったことで、その考え方の習得が必要不可欠になったといえます。

2　ツールの限界を知っておくこと

解析ツールを使いこなすには、その特性と限界を知ることが重要です。たとえば、集めたデータが10個くらいしかない場合でも、解析ツールを使うと、このデータに対して回帰係数や標準誤差などを駆使して、最もらしい結果を出してくれます。しかし、統計学では、データの数が少ないほど誤差は大きくなります。逆に、ある一定以上のデータ数が集まると誤差はほぼ変化しなくなるため、それ以上のデータを集めても意味がない、という状態になっていきます。なお、データの数が無限にあっても（いつまで経っても「一部」であって「全部」にならないので）、誤差はゼロになりません。

このような性質から、10個のデータを解析ツールで分析しても、有益な情報は得られないでしょう。しかし、10個のデータに意味がないのではなく、グラフ化したり、単純平均や相関係数を計算したりすることで、いろいろなことがわかってきます。

解析ツールは、いとも簡単に複雑な計算をしてくれますが、その計算にどういった意味があるのかまでは判断してくれません。統計を扱うようになってくると、手に入ったデータに対し、すぐにツールを使ってしまいたくなりますが、解析しようとしている事象の性質や、解析結果がもたらす意味といったものは、人が調べたり、判断したりしなければならないものなのです。解析ツールは、あくまで人間が使う道具のひとつにすぎません。そのことをしっかり念頭においておくことが、ツールを使いこなすコツです。

3　解析結果の意味と人の判断との関係

このことを簡単な例で考えてみましょう。病棟看護師の経験がある方はおわかりだと思いますが、患者さんの健康状態をチェックする重要な項目のひとつに喫食率があります。つまり病棟で出される食事をどれくらい食べられているか（食事制限のある患者さんは別とします）をみることで、患者さんの全身状態をみるものです。そこで今、ある病棟に入院している患者さん20人の喫食率を、食べ残しの割合として把握し、それが患者の年齢と

病棟入院患者の年齢と食べ残しの割合

	年齢	食べ残しの割合
a	23	4%
b	59	10%
c	56	33%
d	83	25%
e	35	3%
f	29	15%
g	44	15%
h	69	18%
i	40	10%
j	81	25%
k	33	18%
l	47	22%
m	73	21%
n	39	5%
o	53	11%
p	63	20%
q	28	12%
r	32	16%
s	82	16%
t	42	18%
相関係数		0.563087437

どう関係しているかを調べようと思います。前ページの表には患者20人の、ある1日における食べ残しの割合と入院患者の年齢がデータ化されています。さてこのデータから、患者の年齢と食べ残しの割合の関係をみるために、2群のデータ間の関係性を調べるのに用いられる「相関分析」をしてみました。すると0・56という相関係数が得られました。では、みなさんはこの結果から、年齢と喫食率との間にどんな関係があると結論づけるでしょうか？　実際0・56というのは微妙な数字で、相関が全くないわけではないが、それほど強くないといえるレベルなのです。20人という少ないデータからでも、現代の統計ソフトはちゃんと相関係数を計算してそれなりの数値を返してくれます。しかしその数値を見ても、実際には病棟の患者の年齢と喫食率との関係について「納得できる」回答を与えてくれるとは限りません。

今度はこのデータを、相関分析ではなく単純なグラフにしてみましょう。ただし年齢にばらつきがあることから、10歳きざみで階層化してその平均をと

年齢階層別食べ残し割合のグラフ

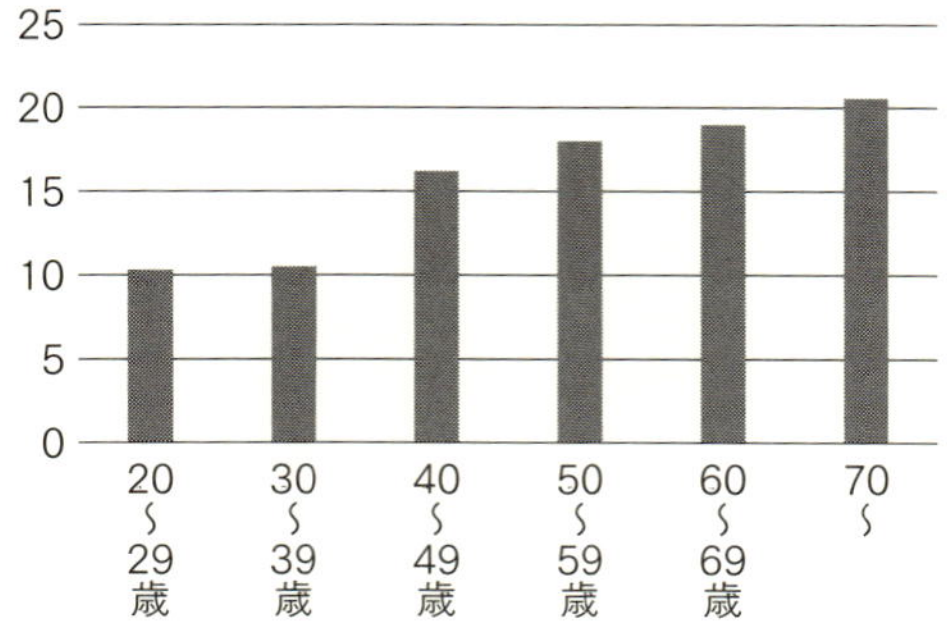

割合（平均）　単位：%

20〜29歳	10.3
30〜39歳	10.5
40〜49歳	16.2
50〜59歳	18
60〜69歳	19
70〜	20.6

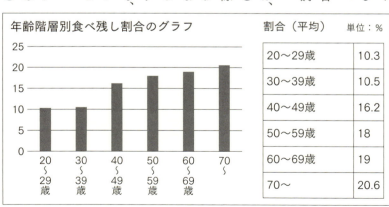

ることにしました。するとどうでしょうか。グラフからは、それほど極端ではないにしても年齢が高まるにつれて喫食率の低下（＝食べ残し率の増加）傾向がみられることがわかります。

4　比較可能性を考えて分析する

統計ツールを正しく使いこなす必要について、もう一つ例を挙げて説明しましょう。ある学生が「ＣＴの台数および国民の平均余命は医療費とどう関係しているか」を調べました。対象は、欧米7か国と日本を合わせた8か国です。

その結果、人口百万人あたりのＣＴ台数と対ＧＤＰ医療費との相関係数は０・０６２１と極めて小さく、女性の平均余命と医療費の相関係数は、マイナス０・８６３９と高い負の数値が算出されました。この結果についての学生と先生の会話を見てみましょう。

学生　国内のＣＴ台数は医療費と関係なく、国民の平均余命が長ければ医療費は減る傾向にあることがわかりました。国民が健康を維持すれば医療費は減るけれど、ＣＴがたくさんあっ

相関分析の結果

国名	CT台数（人口百万当）	平均余命（女性）	医療費（対GDP）
日本	105	86	10.5
フランス	19	85	11.2
⋮	⋮	⋮	⋮
アメリカ	48	80	16.5
8か国間の相関係数		0.06209	−0.86389
日本を除いた7か国の相関係数		0.6227	−0.8659

ても医療費は減らないってことですね。

先生　君は根本的な間違いをしているようだね。

学生　えっ、どうしてですか？

先生　「比較可能性」というのは知っているかな？

先生の言っている「比較可能性」とは、「統計学を用いて比較する2つ以上の事項について、比較するポイント以外の性質や特徴が揃っていること」をいいます。言い換えれば、「比較するポイント以外は同質」と仮定できるもの同士でなければ、統計学上は比較をしてはいけないということです。

学生の対象の選び方は、「なんとなく医療費と関係がありそうな2つの事項を、とりあえず比較してみた」というだけにすぎません。統計学を使って分析を行うのであれば、比較できるかどうか、きちんと調べる必要があります。

CTの台数は、その国の医療のしくみや病院制度の違いによって、配置される方針が異なるといってよいでしょう。プライマリケア制度が徹底されている欧米では、医療機関のすみ分けがはっきりしているので余分な医療機器は淘汰されやすいのに対して、日本では中規模以上の病院で未だに高額医療機器をこぞって購入する傾向があります。そこで、試しに学生の調査データから日本を抜いて再計算してみると、相関係数は一気に0・623となり、8か国の場合とはずいぶん異なる結果が出ました（つまり、医療費とCTの台数との間には正の関係性がみられ、CTをたくさん使えば使うほど医療費は増えていくということなのです）。

統計的な比較分析を行うときは、比較する対象群が「比較可能」かどうか、つまりどちらも類似条件のもとで起こり得る事象なのかどうかをしっかり検討する必要があります。

5「データ量は多いほどよい」という誤解

「訪問看護サービスの利用者満足度」を調べたいとしたとき、最も良い方法はアンケートによる情報収集とデータ分析でしょう。このとき、１つの事業所が提供するサービスについての満足度を知りたいなら、サービスの利用者全員にアンケートをとる「全数調査」、ある地域のサービスについての満足度を調べるなら、その地域の利用者全員にあたるのは難しいので、限られたデータを収集する「サンプリング（標本抽出）」を行うのが一般的です。

集めるデータを「標本（サンプル）」、その対象全体を「母集団」といい、この場合は、分布に偏りができないように厳密な「無作為サンプリング」を行います（第2章「標本の抽出」参照）。一方、ある条件であらかじめ意図的に標本を抽出することをサンプリング調査といいます。

統計分析の前提となるデータの収集においては「できるだけ多くのデータを集めたい」と考えがちですが、どれくらいのデータ量を集めるかは、調査の目的に応じて慎重に決める必要があります。たいていの場合は、調査の時間や予算に制約があり、どれだけ少ない量で意味のある検証ができるかを考えなければならないことが多いものです。

このように、解析ツールが自分で比較可能性やサンプリング方法を判断してくれるわけではないので、道具に頼りすぎないという心がまえをもって、統計に臨みましょう。

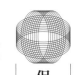

保健医療行動とマーケティング・統計学

治療や健康のためにより良い行動を患者さんへ促すためには、マーケティングや統計学の考え方をとり入れるなど、客観的な視点をもつことが大切です。

1　人の〝行動〟に着目した行動科学

人間の行動を科学的に理解しようとする学問を「行動科学」といい、1950年ごろから発展してきました。

従来、人間の行動を説明するための研究の中心は、心理学的なアプローチでした。そこに、心ではなく、観察可能な〝行動〟だけに注目することで心理学の科学化を進めようとする考え方が生まれ、行動科学につながっていったのです。行動科学の分野は、生物科学と社会科学を総合したものとなっており、心理学、情報科学、医学、脳科学、認知科学、行動生物学、行動遺伝学など、広範囲で横断的なものとなっています。行動科学は、現実的な問題を解決するための学問です。人が自らの意識や行動を変えることを「行動変容」といいますが、保健医療行動、消費行動、犯罪行動といった、様々な分野の問題を解決するために、この行動変容のメカニズムを解明することが求められています。「保健医療行動」に関して、人々により良い行動変容を促すことは、まさに看護師の職務のひとつです。

現在、欧米では、国民により良い行動変容を促すために、政府の政策を定める際に行動科学の理論を活用しようとする取り組みが始められており、イギリスではそのための政府機関も設置されました。日本でも、東京都が進める家庭での省エネルギー対策推進事業など、同様の考えに基づく施策が行われつつあります。

2　話題の「ビッグデータ」とは?

ところで、みなさんは「ビッグデータ」という言葉をご存知だと思います。近年、スマートフォン、タブレット、SNSなどのソーシャルメディア、人を介さないコンピュータ同士の通信といったものの普及により、インターネット上に生成されるデータが世界中で急増しています。蓄積されたその膨大な量のデータがビッグデータです。

データの種類は、単純な数値や文字列だけではなくなり、各種のセンサーから得られるデータ、位置情報、音声、動画、閲覧ページの履歴といった「非構造化データ」が8割を占めるといいます。

たとえば、2011年に発生した東日本大震災では、当時記録された携帯電話やカーナビの位置情報、ツイッターなどを介した震災に関する膨大な「震災ビッグデータ」と呼ばれるものが残されています。それを解析すれば、地震発生後の人々の避難行動を明らかにして、今後の防災に活かすことができるでしょう。

ビッグデータは、人々の行動を理解するためにも、今後あらゆる方面から分析し、活用されていくものとして注目を浴びています。

ビッグデータの構成データ例

ソーシャルメディアデータ

ソーシャルメディアにおいて参加者が書き込むプロフィール、コメント等

マルチメディアデータ

ウェブ上の配信サイト等において提供等される音声、動画等

ウェブサイトデータ

ECサイトやブログ等において蓄積等される購入履歴、ブログエントリー等

ビッグデータ

ICT（情報通信技術）の進展により生成・収集・蓄積等が可能・容易になる多種多量のデータ（ビッグデータ）を活用することにより、異変の察知や近未来の予測等を通じ、利用者個々のニーズに即したサービスの提供、業務運営の効率化や新産業の創出等が可能。

カスタマーデータ

CRMシステムにおいて管 理等されるDM等販促データ、会員カードデータ等

センサーデータ

GPS、ICカードやRFID等において検知される位置、乗車履歴、温度、加速度等

オフィスデータ

オフィスのPC等において作成等されるオフィス文書、Eメール等

オペレーションデータ

販売管理等の業務システムにおいて生成等されるPOSデータ、取引明細データ等

ログデータ

ウェブサーバ等において自動的に生成等されるアクセスログ、エラーログ等

出典：総務省情報通信審議会ICT基本戦略ボード
「ビッグデータの活用に関するアドホックグループ」資料より作成

３　健康行動への行動変容を促す

健康の保持・回復・増進を目的とする行動全般を指す保健医療行動においては、人々の行動を分析し、健康に影響を与える要因を明らかにすることが求められます。これは主に、症状のない状態で病気予防を目的とするもの、病気に対処するためのもの、病気の回復を目指して行われるもの、という３つがあります。加えて、生命に直接かかわる行動だけでなく、ＱＯＬ（生活の質）を向上させるための行動も含むものと考えられています。

看護師のみなさんのなかには、日ごろの業務で受けもった患者さんにより良い健康行動をとってもらえるように行動変容を促しても、なかなか効果が上がらない、または効果が見えづらいという経験をしている方もいるのではないでしょうか。

たとえば、たばこが健康に良くないことが科学的に明らかであっても、喫煙率を下げる効果的な方策はなかなか出てきません。患者さんに対して個別に禁煙指導をする場合には、メッセージの伝え方で禁煙の成功率は変わってくるでしょう。その際、１人ひとりを見ているだけでは「効果のあるメッセージは人それぞれ」というだけにとどまってしまうかもしれません。しかし、多くの被験者からデータを集めて統計を使って分析すれば、どのような人に、どのようなメッセージを伝えれば、より効果的なのかがわかってきます。

４　マーケティングの手法を取り入れる

患者さんの健康のためにより良い行動を採用してもらうためには、そのための意欲をもってもらわなければなりません。その方法として、ビジネスにおけるマーケティングの考えを取り入れてみてはいかがでしょうか？

マーケティングの保健医療行動への応用は「ソーシャル・マーケティング」と呼ばれ、アメリカ、カナダ、オーストラリア、イギリスなどの欧米諸国で実践されています。

たとえば、単に「身体にいいですよ」というだけでは、結局誰の心にも届かず、行動変容にはつながりにくいでしょう。そこで、マーケティングで行われているようにターゲットを絞ることで、より効果的・効率的にはたらきかけることができます。性別や年齢、ニーズや好み、ライフスタイルなどによってターゲットを絞り、「40代男性で運動に関心がある人」などのように設定すれば、対象者がより明確になります。

また、対象者を調査すれば、勧められている行動に対して対象者がどのように考え、感じているかを知ることができます。調査方法は、アンケートや個別インタビュー、フォーカスグループなどが考えられるでしょう。フォーカスグループは、6〜8人の対象者を集めて行うグループ・インタビューです。こうして集めたデータは、ただ羅列するのではなく、集計・分析し、データからどのようなことが読み取れるのかを示すことで、非常に大きな説得力をもつことになるでしょう。

5　文献を読み解く力をもとう

こうした調査に活用できるデータには、1次データと2次データがあります。

・1次データ…今回の取り組みのために新たに調査を行って得られたデータ

・2次データ…すでに他の人や組織によって調査が行われ、公表されているデータ
　もし必要なデータをすべて1次データでまかなおうとすると、たいへんな時間と労力、コストがかかります。何かを調べたいときには、まず利用可能な2次データの活用を考えましょう。そして、2次データでは今回の調査に当てはまらない、新たに調べたい要素がある、といったときに1次データをとることを考えます。

　2次データを利用するときには「レビュー」を行います。レビューとは、その領域で行われた複数の研究をまとめて、これまでに誰がどのような研究を行ったのか、その結果として何がわかったのか、といった情報を整理して分析することです。現在は、関連分野の文献のなかで条件に当てはまるものすべてを網羅してまとめる「系統的レビュー」を行っている論文が、最も信頼性があるといわれています。つまり、「科学的根拠＝エビデンス」はどれも同じレベルではなく、信用度は一定ではないことに注意しましょう。ちなみに、下表では、文献を幅広く検索できる代表的なウェブサイトをいくつか紹介しておきます。

　こうした文献は、世界中の様々な分野の研究者の業績の積み重ねです。先人の力を存分に借りて自分の研究に最大限生かしましょう。また、調査や研究などは行わなくても、統計学の基本的な知識を得れば、そうした文献を読み解くことができるよ

文献を検索できる代表的なウェブサイト

名称	
Google Scholar	http://scholar.google.co.jp/
Cinii （国立情報学研究所）	http://ci.nii.ac.jp/
J-STAGE （科学技術振興機構）	http://www.jstage.jst.go.jp
コクラン共同計画	http://www.cochrane.org/（英語のみ）

うになります。そうすれば、経験則とはまた別の、科学的根拠のある意見や考えをもつことができるのです。

6　倫理面には常に注意を払うこと

最後に、健康行動のために対象者に行動変容を促す場合には、倫理面にも注意を払う必要があります。たとえば「健康セミナー」に参加した人には2千円プレゼント」というポスターをつくって参加者を集めるといったことは、倫理的にどうでしょうか。これでは、たとえセミナーが盛況に終わったところで、参加者たちに本当の意味での行動変容を起こさせたことにはならないでしょう。

また、医療分野では全国にある患者さんの電子カルテの情報が、ビッグデータのひとつとして注目されています。しかし、自院だけでも取り扱いに細心の注意を払うべきカルテの情報を外部と共有することには、まだ倫理的に超えるべきハードルがたくさんあるのではないでしょうか。

私たちは、自分たちのはたらきかけや行動に倫理的な問題がないかどうか、常に自問自答する必要があります。これは統計的手法を用いた調査・分析においても同様です。たとえば、「未成年者がたばこを吸うとガンになる確率を調べる実験」というのは、この実験をするために、未成年者に実際に長期にわたって喫煙をしてもらう必要がありますね。このような実験は明らかに倫理に反します。倫理的に許されるものであるかどうかについて、注意が必要ということです。

だからこそ、統計的センスを身につけよう

1「統計リテラシー」をもとう

「日本人は紅茶とコーヒーのどちらが好きですか？」という問いがあったとします。これに答えるためには、統計解析の考え方が必要になるでしょう。

まず「好き」といっても、人気があるということなのか、飲む回数が多いということなのか、店の数が多いということなのか……。「好き」の定義によって答えは変わってきます。さらに、調査対象を選定し、アンケートやインタビューといった調査方法を駆使し、適切な推定や検定を実施して……というような手続きを経なければ、根拠のある回答にはなりません。ところが、テレビ番組などでは、レポーターが「7割の人はコーヒーが好きと答えました」と言い、コメンテーターが「日本人はコーヒー好きですね！」とあっさり認定してしまいます。

このような情報にだまされないためにも、最低限の統計学の知識は誰もが備えておいて損はありません。不正確な情報や誤った印象に惑わされることなく、情報を取捨選択していくためには、信用できる情報は何かを見抜き、正しく読み解く能力を身につけることが必要不可欠です。統計学では、これと同様の意味で「統計リテラシー」という言葉が使わ

れています。

統計調査の結果は強力な説得力をもちます。しかし、すべての統計が正確な調査に基づき、中立の立場で作成されているとは限りません。信用度が低かったり、不正確で偏りのある統計だったり、正しく行われた統計調査でも、その解釈を間違えてしまったりすると、判断を誤らせてしまうおそれがあります。研究者や企業にとどまらず、社会生活のあらゆる場面で統計が利用されるようになった今、的確に情報を読み解き、合理的な意思決定のために統計を活用できるようになることは、現代人にとって必須のスキルです。情報化社会を生き抜くために、ぜひ統計リテラシーをもちましょう。

2　統計には「誤差」がある

一方で、統計というのは、「推定」とか「推測」といった言葉が出てくるように、大なり小なり不確実性を含んでいます。しかし、疫学や生物統計学の分野では特に、目の前の消えそうな命や、痛みに苦しんでいる人といった状況を相手にすることが多いものです。

19世紀にイギリスでジョン・スノウが疫学を武器にコレラと戦った、そのおよそ30年後、ドイツの細菌学者ロベルト・コッホは、コレラの病原体であるコレラ菌を発見しました。水中に生息することや患者の排泄物に含まれること、コレラ菌を含む水を飲用することでコレラに感染することも証明されました。コッホの発見はコレラの感染メカニズムを明らかにしたという点で科学的価値があるといえるでしょう。

しかし、スノウの導き出した「水源を変えること」が結果的にコレラの流行を阻止する効果があったことも事実に変わりはありません。スノウの訴えは、根拠が不正確だという理由で医師や政治家たちに却下されたようですが、わらにもすがる思いだった人々が自主的に水道会社を変えたことで、コレラの犠牲になる人は大幅に減ったということです。

　看護師のみなさんなら、わずかな不正確さを含んでいても、多くの人命が救われることのほうが、ずっと大事だと考えるのではないでしょうか。

３　求められる「科学的根拠に基づく看護」

　現代の医療で最も重要な考え方として、「科学的根拠に基づく医療」（ＥＢＭ）があることは、みなさんもご存知と思いますが、看護の世界では「科学的根拠に基づく看護」（ＥＢＮ）が重要視されています。

　この科学的根拠（エビデンス）というのは、必ずしもコッホが明らかにしたコレラ菌の存在のようなものだけを指しているのではありません。スノウが行った、データ収集と分析結果に基づいて最善の判断を下そうとする考え方も重視されているもののひとつです。つまり、統計データとその解析結果は、現代医学において、エビデンスのひとつとして認知されています。経験と勘だけに頼ることなく、エビデンスに基づいて看護を提供することが求められているのです。

　もちろん、データの取り方や解析方法によって、どれくらいのレベルで、どこまでのことを正しいといえるのかは様々です。それでも、統計によって導かれたエビデンスに反論するには、データや手法の不備を指摘することや、反証となる新たなエビデンスを提示する、といった統計学的な方法でしか対抗することはできません。

看護師の資質として最も大切なのは、物事を客観的に把握する力であり、言い換えれば、思い込みや感覚ではなく、根拠に基づく意思決定を行おうとすることです。そのための最善の方法は、基礎的な統計学の知識を身につけ、統計的センスを磨くことだと思います。

本書を通じて一緒に、統計的センスを磨いていきましょう。

第2章

統計の道具箱

記述統計の基礎

ここからは、統計を理解していくために必要な考え方や用語について、改めて確認していくことにしましょう。まず最初はデータの特徴についてです。

ある目的をもって収集された数値などの集まりを「データ」といいます。たとえば、学校の先生が生徒たちの英語力を調べるためにテストを行い、点数を記録したとします。この記録がデータです。これを点数の高い順に並べ直したり、点数をいくつかの階級に分けて、その階級ごとの人数をグラフにして表したり、全員の平均点を求めたりします。また、ほかのクラスでも行えば、クラスごとに成績を比較することもできるし、テストを定期的に繰り返すことによって英語力が伸びているかどうかを把握することもできるでしょう。

このようにデータを整理したり、要約したり（平均値を求めるなど）することによって、その集団の傾向や性質を明らかにすること（または明らかにしたもの）を「統計」といいます。特に、英語テストの例のように、収集したデータそのものの傾向や性質を把握し、記述する手法を「記述統計」といいます。

古代国家の権力者が支配下の全人民を対象に人口調査を行い、これを基にして徴税や軍の編成を行ったのも、記述統計の手法によるものです。現代の日本でも、全国および地域別の人口・世帯とその内訳を調べる「国勢調査」を5年に1回実施していますが、これも記述統計の一例です。

記述統計と推測統計の関係

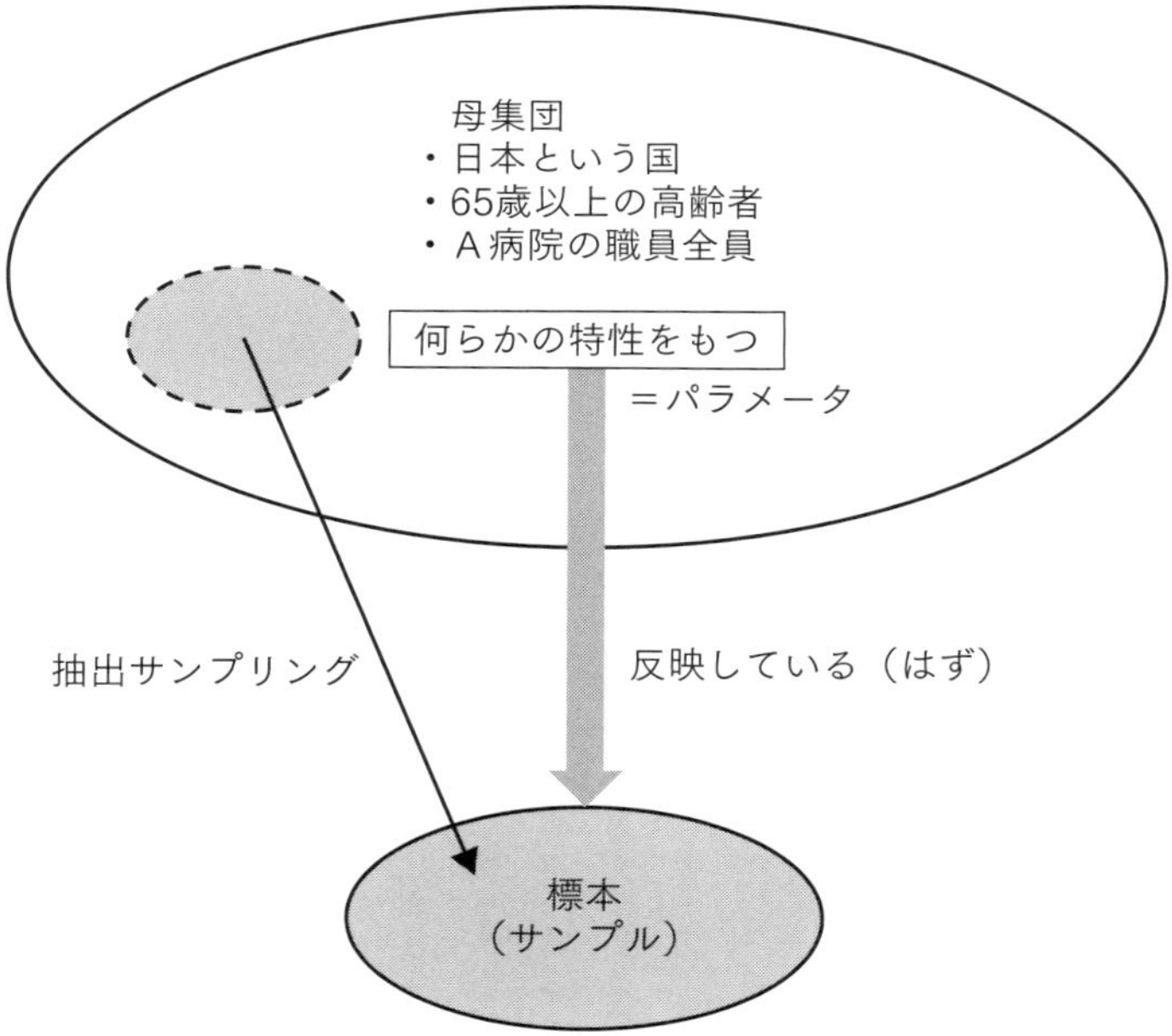

記述統計	母集団の性質や傾向を、母集団自体からダイレクトに捉えようとすること	
推測統計	母集団のパラメータにあらかじめ何らかの仮定・仮説が考えられる場合	➡パラメトリックな推測
	母集団のパラメータに事前の仮定や仮説を考えることが難しい場合	➡ノンパラメトリックな推測

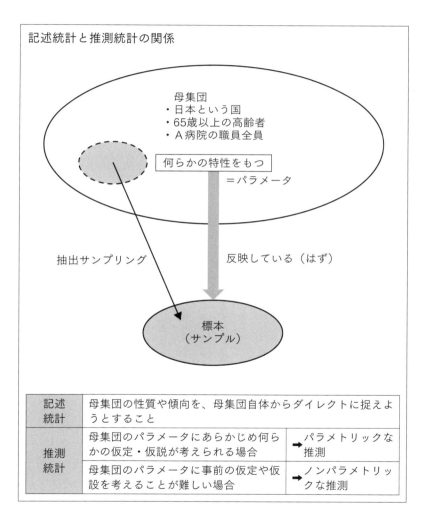

しかし、調査対象があまりにも大きいときなどは、データの収集が難しく、記述統計だけでは全体の傾向や性質を把握することが困難な場合があります。そこで、調査対象の全体（「母集団」といいます）の中から一部分を「標本（サンプル）」として抽出し、これを対象にして記述統計の手法を用いてその傾向や性質を把握し、得られた結果から母集団の傾向や性質を推測しようという考え方が20世紀に入ってから生まれました。一部分だけを調べて全体を推測するというわけです。このような手法を「推測統計」といいます。身近な例では、テレビ視聴率や内閣支持率の調査などが挙げられます。

前ページの図から記述統計と推測統計の関係を確認しましょう。記述統計においては標本や母集団といった概念がそもそもなく、対象とする標本＝母集団といえます。先の例でいうと、対象とするクラスの英語のテストの点数データが標本＝母集団です。

一方、推測統計では母集団から抽出された標本が分析の対象であり、その結果から母集団を推測します。あるクラスの英語のテストから学年全体の英語の力を推測しようという場合は、推測統計となります。このように推測統計の場合にも標本の分析には記述統計の手法が用いられます。

ついでに、母集団の性質を表す「パラメータ」についてもふれておきましょう。前ページの図にあるように、分析すべき母集団は必ず何らかの特性（属性といってもよいでしょう）をもっています。そのことを統計学では「パラメータ」といいます。このパラメータには、その出方や見え方について事前にある傾向や性質を予測できる場合と、そうではない場合があります。そして、母集団のパラメータにあらかじめ何らかの仮定や仮設を想定できる場合に用いられる推測統計の手法を「パラメトリックな推測」といい、そうでない場合を「ノンパラメトリックな推測」として区別します。

たとえば、図にあるA病院の職員全員についての分析を行う際には、その職員がもつ特性、たとえば年齢については、うんと若い人とうんと高齢な人はごくわずかで、20代後半から40代後半の人が大半を占めている、ということは普通に予測できます（年齢が正規分布しているといえます。正規分布については後述します）。そんな場合には、「パラメトリックな統計手法」を使ってこの母集団の特性の分析を進めることがよいのです。

一方で、日本というような漠然として多様な特性をもつデータを使ってある分析をしようと思えば、事柄によっては先のような特定の分布を事前に予測できない場合がありますね。そういう際には「ノンパラメトリックな統計手法」が役に立つわけです（それぞれの手法をどのような場合にどう用いるかについては、本書の続編で具体的な分析例を通じて解説する予定ですので、ここでは用語の意味の違いを理解してください）。

集めたデータをどう見る？（1）～度数分布表と平均～

先述の例で、英語のテストを行ったクラスの生徒数が20人だったとします。先生はこの生徒たちの点数を高い順に並べてみました（図❶）。次に、点数を0点以上20点未満から80点以上満点までの5つの階級に分け、それぞれの階級に含まれる生徒の数を表に示しました（図❷）。このような表を一般に「度数分布表」といいます。各階級に含まれる生徒の数がこの場合の「度数」となります。また、各階級の真ん中の値を「階級値」といいます。図❷を見ると、各階級の幅が20点きざみになっており、80点以上満点の階級では90点が階級値となります。さらに、この度数分布表を基にして作成したグラフが図❸です。横軸に階級、縦軸には度数がとられています。このような柱状のグラフを「ヒストグラム」といいます。先生はこの英語のテストをほかのクラスでも行い、成績を比較することにしました。この場合、生徒の点数を見比べてもよくわからないので、クラスの成績を代表する数値として「平均値」（例の場合は平均点）を計算してみると、平均点は生徒の点数を合計して人数で割ればよいので、図❶の①～⑳の合計1136点を20人で割れば求められます（平均56・8点）。また、度数分布表やヒストグラムを用いて求めることもできます。この場合、それぞれの階級の生徒はすべてその階級値の点数を取ったものとして計算し（たとえば80点以上満点の階級に含まれる2人はいずれも90点と考えます）、階級値×度数の値を合計した1140点を20人で割ります（平均57点）。

度数分布表とヒストグラム

❶ 英語テストの点数（高い順）

①	②	③	④	⑤	⑥	⑦	⑧	⑨	⑩
96	82	74	71	71	71	64	62	62	62
⑪	⑫	⑬	⑭	⑮	⑯	⑰	⑱	⑲	⑳
56	56	52	49	45	41	39	36	28	19

❷ 度数分布表

階級（点）	階級値	度数（人）	階級値×度数
80以上100以下	90	2	90×２＝180
60以上80未満	70	8	70×８＝560
40以上60未満	50	6	50×６＝300
20以上40未満	30	3	30×３＝ 90
０以上20未満	10	1	10×１＝ 10
		20	合計 1140

❸ ヒストグラム

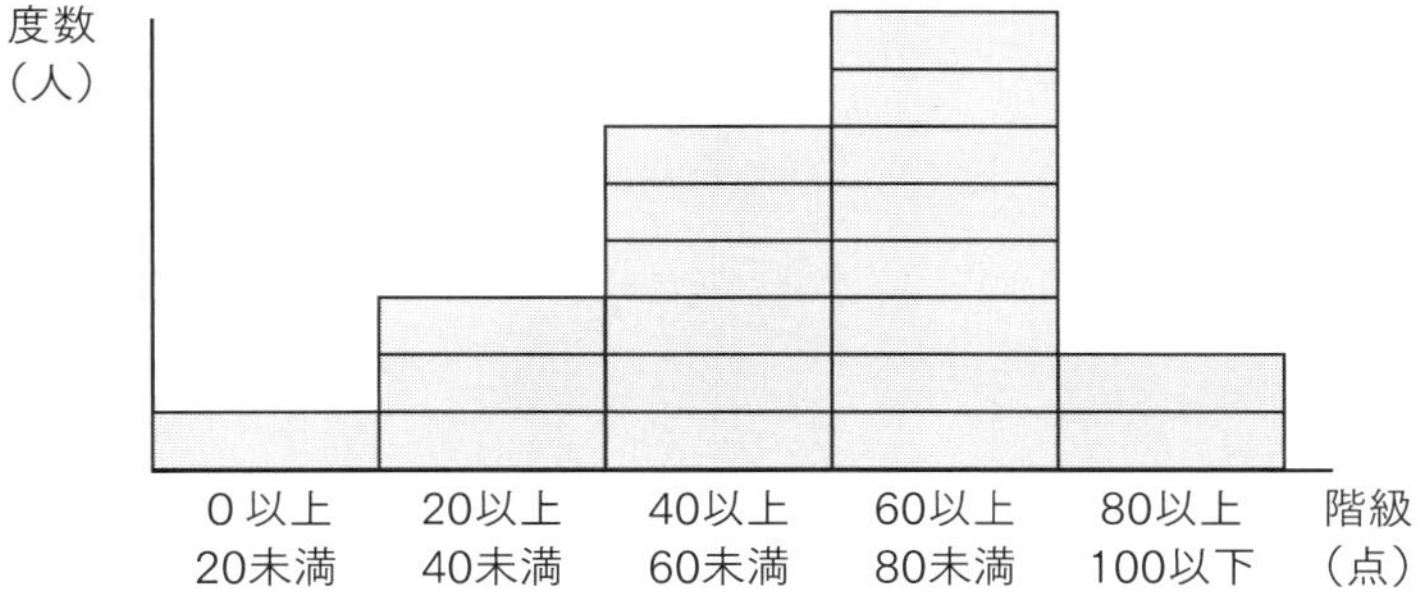

このようにデータ同士を比較する場合などには、そのデータを1つの数値によって代表させると便利です。このような数値を「代表値」といいます。代表値として一般的に使われるのは平均値ですが、ほかにも「中央値（メジアン）」、「最頻値（モード）」、「期待値」といった数値が使われることもあります。1つずつ見ていきましょう。

まず、中央値（メジアン）とは、データを大きい順に並べたとき、その真ん中にくる数値をいいます。データの個数が奇数個であれば、まさに真ん中の数値が中央値です。データの個数が偶数個の場合には、ちょうど真ん中にくる数値がないので、その両側の数値の平均を中央値とします（図❶の場合、⑩62点と⑪56点の平均59点が中央値となります）。

次に、最頻値（モード）とは、データの中で最も頻度の高い数値をいいます。ところが、図❶の場合、71点が3人いるのでこれが最頻値といえそうですが、62点も3人いるので最頻値が1つに定まりません。そこで、このような場合は、度数が最も多い階級の階級値を最頻値とします。前ページの例では、60点以上80点未満の度数が最も多いので、その階級値である70点が最頻値となります。

平均値を代表値として使った場合、たとえばほとんどの生徒の点数が50点付近に集まっているのに、一人だけ満点の生徒がいると、その一人のために平均値が引き上げられてしまうことがあります。このような特別高い（または低い）数値のことを「外れ値」といいます。平均値は、外れ値の影響を受けてしまうという弱点があります。その点、中央値や最頻値は外れ値の影響を受けません。

では「期待値」とは何でしょう。これは確率の見地から求められる平均値のことです。先の例でいうと、80点以上満点の階級に含まれる確率を、20人中2人（20分の2）であ

例1

90	×	$\frac{2}{20}$	=	9
70	×	$\frac{8}{20}$	=	28
50	×	$\frac{6}{20}$	=	15
30	×	$\frac{3}{20}$	=	4.5
10	×	$\frac{1}{20}$	=	0.5

合計　57（点）

例2

100万	×	$\frac{1}{100}$	=	1万
50万	×	$\frac{4}{100}$	=	2万
10万	×	$\frac{10}{100}$	=	1万
0	×	$\frac{85}{100}$	=	0

合計　4万（円）

ると捉えます。そして、すべての階級について、それぞれの階級値とその階級に含まれる確率を掛け合わせて、その数値をすべて合計します（上の例1）。すると、先の例で度数分布表やヒストグラムを用いて求めた平均値と同じ値になります。「確率の見地から求められる平均値」というのは、こういう意味です。

　また期待値は、階級や度数がわからない場合でも、用いることができます。たとえば、あるくじ引きで、100万円の当たる確率が1%、50万円の当たる確率が4%、10万円の当たる確率が10%であったとします。この場合は、階級や度数はわかりませんが、上の例2のようにして期待値を求めることができます。このくじ引きでは、平均的に4万円当たることが期待できるわけです（ただし1円も当たらない確率が85%もあることを忘れてはなりません）。

　代表値として、平均値、期待値、中央値、最頻値のどれを使うのが最も適切であるかは、そのデータの特徴や分析の目的などによって判断します。

集めたデータをどう見る?(2) ~分散と標準偏差~

データ同士を比較するときは、平均値や期待値といった代表値の大小を比較すればよいということをご理解いただけたと思います。しかし、これだけでは十分とはいえません。たとえば、2つのグループAとBがあり、どちらも平均年齢が25歳の4人組であるとします。平均年齢が同じなので、よく似た年齢構成のグループ同士かと思いきや、グループAは大学院生だけの4人組(各年齢は23、24、26、27)であるのに対し、グループBは子ども連れの家族(各年齢は11、14、37、38)という場合もあり得るのです。つまり、たとえ平均年齢が等しくても各人の年齢のばらつきの程度が異なれば、特徴の異なったグループということになります。次ページの図❹と図❺を比べると、ばらつきの大小がわかります。

こうしたデータのばらつきの大小を表す指標として、「分散」という数値があります。分散(標本分散)は、次の①~③の手順に従って簡単に求められます。

①まず、各数値と平均値との差(これを「偏差」といいます)を求め、②次に、それぞれの偏差を2乗します。③前記②で求めた値を合計して、データの総数(この例では各グループの人数)で割ります。つまり、それぞれの偏差の2乗の平均を求めるわけです。これが分散です。次ページの図❻と図❼を見ると、グループAの分散が2・5であるのに対し、グループBは157・5であることがわかります。グループBのほうがグループAよりもデータのばらつきが大きいということを、分散という1つの数値が表しています。

分散の求め方

❹ グループＡのばらつき　❺ グループＢのばらつき

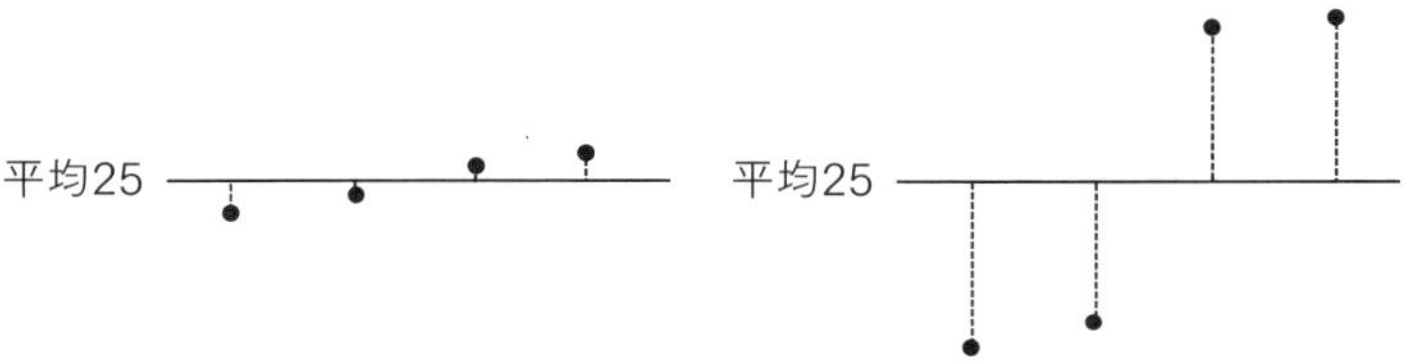

❻ グループＡ（偏差～分散）

	偏差	偏差の２乗
x_1	23－25＝－２	$(-2)^2=4$
x_2	24－25＝－１	$(-1)^2=1$
x_3	26－25＝＋１	$(+1)^2=1$
x_4	27－25＝＋２	$(+2)^2=4$
		合計　10

∴グループＡの分散＝10÷４＝2.5

❼ グループＢ（偏差～分散）

	偏差	偏差の２乗
x_1	11－25＝－14	$(-14)^2=196$
x_2	14－25＝－11	$(-11)^2=121$
x_3	37－25＝＋12	$(+12)^2=144$
x_4	38－25＝＋13	$(+13)^2=169$
		合計　630

∴グループＢの分散＝630÷4＝157.5

平均値、分散が異なる正規分布

分散 ⇄ 標準偏差

（分散 → 標準偏差：平方根を求める）

（標準偏差 → 分散：2乗（平方）する）

分散と標準偏差の数式

$$\text{分散}\ s^2=\frac{1}{n}\sum_{i=1}^{n}(x_i-\bar{x})^2$$

$$\text{標準偏差}\ s=\sqrt{\frac{1}{n}\sum_{i=1}^{n}(x_i-\bar{x})^2}$$

s ：標準偏差
n ：データの総数
x_i ：各数値
$\bar{x}$ ：平均値

データのばらつきの大小を表す指標として、分散のほかに「標準偏差」があります。分散と標準偏差との間には、標準偏差を2乗すれば分散になるという関係があります。つまり、標準偏差は分散の平方根の値になるわけです。平方根とは、ある数が2乗（平方）される前の数のことです。たとえば、3を2乗すると9になるので、9の平方根は3です。

ある数の平方根は、そのある数に√（ルート）の記号をつけて表します。このため、分散と標準偏差を数式にして表すと、上の図のようになります。この数式のΣ（シグマ）という記号は、簡単にいうと「合計しなさい」という意味であり、前ページの分散を求める手順の③で、それぞれの偏差の2乗を合計することを表しています。これをn（データの総数）で割ることによって分散が求められます。この分散の平方根が標準偏差です。前ページのグループAは、分散が2・5なので標準偏差は1・58。グループBは、分散が157・5なので標準偏差は12・55となります。

ちなみに、先の例で英語のテストの場合だと、分散が334・4で、標準偏差は18・29です。

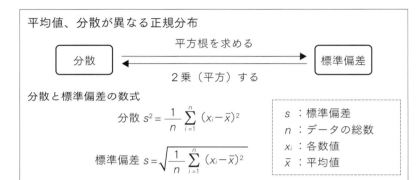

偏差値の求め方

$$偏差値 = \frac{その数値の偏差}{標準偏差} \times 10 + 50$$

例）平均点57点、標準偏差18.29のテストで96点を取った場合

$$偏差値 = \frac{96-57}{18.29} \times 10 + 50$$

$$= 2.13 \times 10 + 50 = 71.3$$

標準偏差がわかると、データの各数値の「偏差値」を求めることができます。偏差値は、データの各数値の偏差が標準偏差の何倍であるかを基にして、その数値がデータ中どれぐらいの位置にあるかを客観的に示してくれる数値です。偏差値の求め方は上の図の通りです。まず、その数値の偏差（平均値との差）を求め、これを標準偏差で割ります。先の英語のテストで第1位の96点を例にとると、偏差は96－57＝39です。これを標準偏差18・29で割ると、2・13。これを10倍した21・3に50を足して、71・3が偏差値となります。仮に、平均点と同じ点数の場合には、偏差が0なので10倍しても0のままです。これに50を足して偏差値50となります。偏差値は、平均値がちょうど50になるように工夫されているのです。したがって、平均値以上の数値は偏差値50以上となり、平均値未満ならば偏差値50未満となります。

データを集めたときは、まずその平均値（期待値）を求めて、そこから分散や標準偏差を計算することによってデータの傾向や性質を把握し、偏差値から各数値の客観的な評価が可能となります。

正規分布

正規分布のグラフ

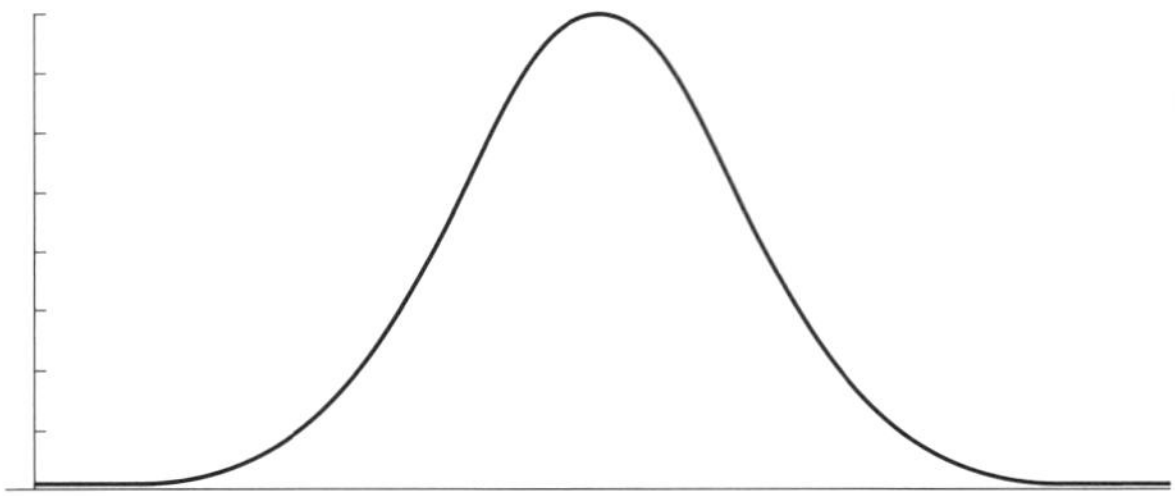

例の英語のテストのような20人程度を対象とした試験とは異なり、全国的な入試模擬試験のような大規模なものになると、平均点近くに多くの人数が集まり、平均点から遠ざかるにつれてだんだん減っていく左右対称型の分布になることが知られています。全国の成人男女の身長や体重などを調査した場合も同じようになります。これを「正規分布（ガウス分布）」といい、グラフにして表すと上の図のような曲線になります。

例の英語のテストの結果について、先生はヒストグラム（柱状グラフ）を作成しましたが、収集する数値を増やすとともに、階級の幅をもっと細かくしていくと、ヒストグラムも連続した曲線になります。しかし、例の英語のテストは正規分布とはいえません。もし完全な正規分布であれば、平均値、中央値（メジアン）、最頻値（モード）がすべて等しくなり（図❽）、正規分布でない場合にはこれらの数値は異なります（図❾）。

平均値・中央値・最頻値の特徴

❽ 正規分布でない場合の３つの代表値

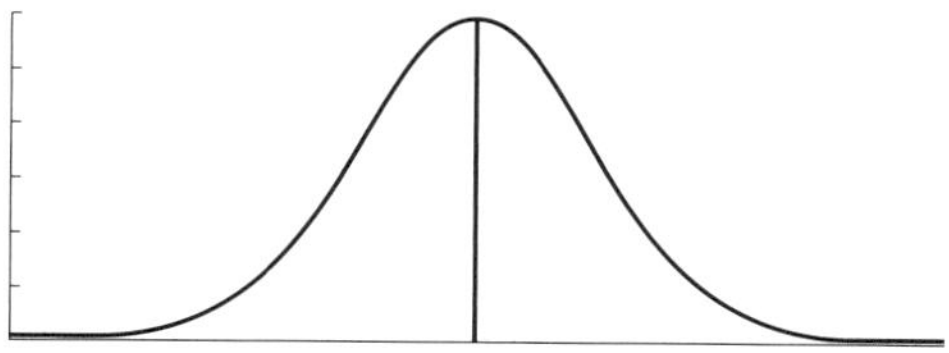

平均値
中央値 ｝等しくなる
最頻値

❾ 正規分布の場合の３つの代表値

ア）山の頂上が右寄りの場合

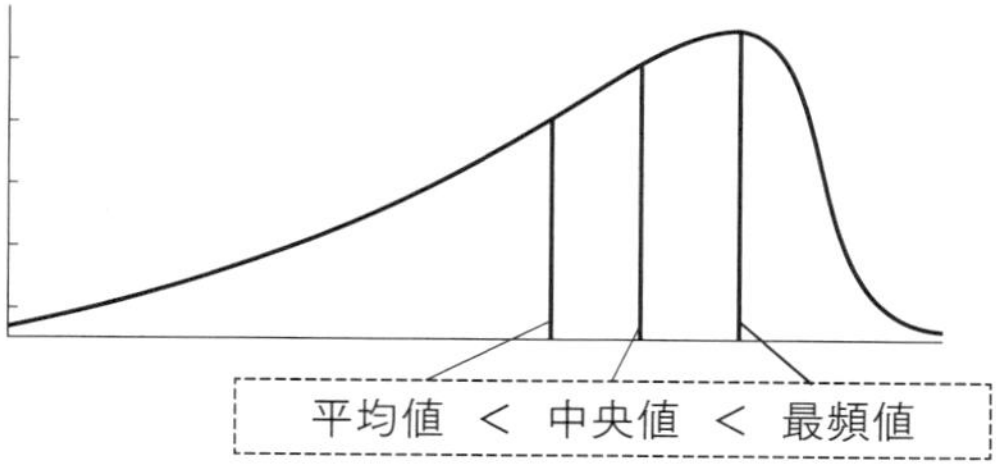

イ）山の頂上が左寄りの場合

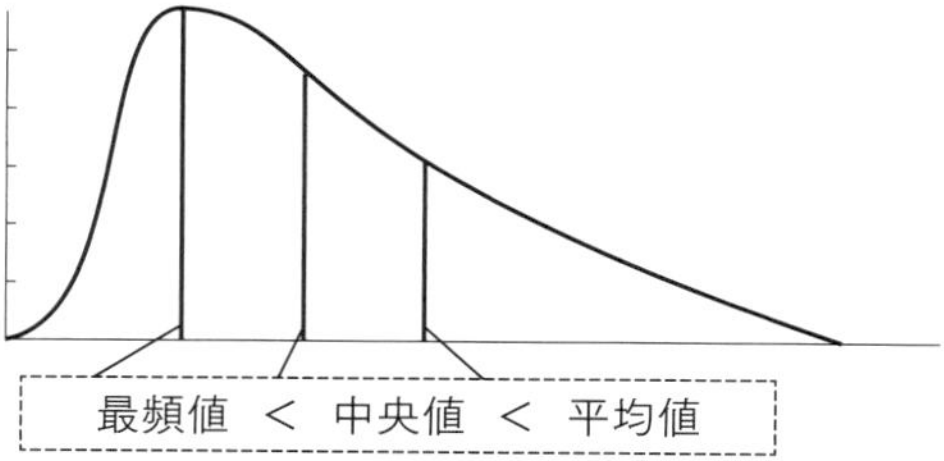

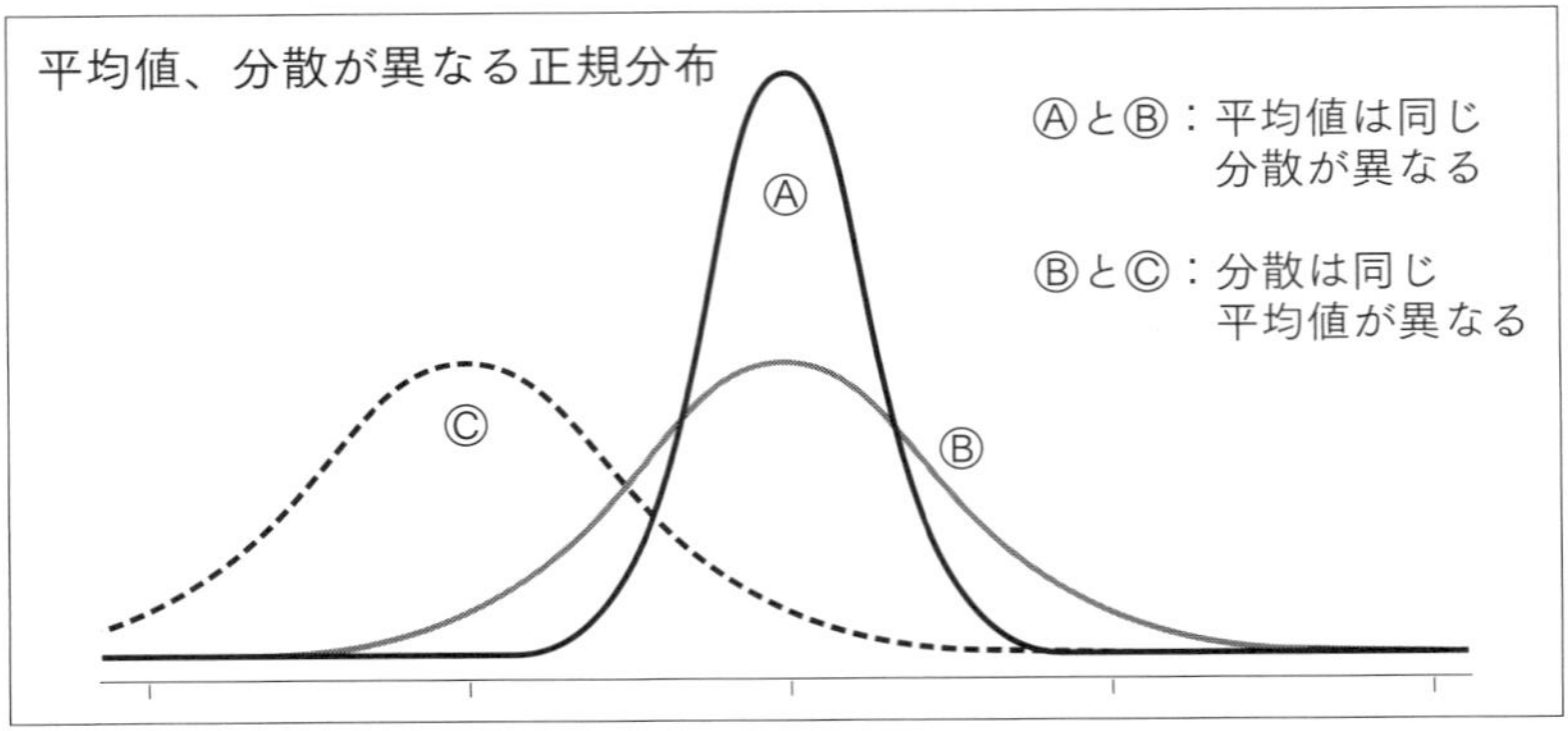

上の図のⒶ〜Ⓒのグラフはすべて正規分布を示しています（ⒶとⒷは平均値が同じで分散が異なり、ⒷとⒸは分散が同じで平均値が異なります）。しかし、平均値や分散がどのような値でも、正規分布のグラフには共通の性質があります。これを「68－95－99・7則（ルール）」といいます。

次ページの図を見ると、グラフの下（横軸）の－3〜3という数字は、平均値からの隔たりを標準偏差の倍数で表したものです。つまり、1は標準偏差1つ分、2は標準偏差2つ分、3は標準偏差3つ分の隔たりを意味します。各数値の平均値からの隔たりというのは「偏差」のことですから、偏差値の求め方の式（63ページの図）に当てはめると、偏差が標準偏差1つ分であれば、偏差値は60になります（マイナス1つ分なら偏差値40）。同様に、偏差が標準偏差2つ分であれば偏差値70（マイナス2つ分なら偏差値30）、偏差が標準偏差3つ分であれば偏差値80（マイナス3つ分なら偏差値20）です。

次ページの図を見ると、－1〜1の区間に入る確率が68・2%であることがわかります（左右対称なので、

正規分布の「68－95－99.7則」

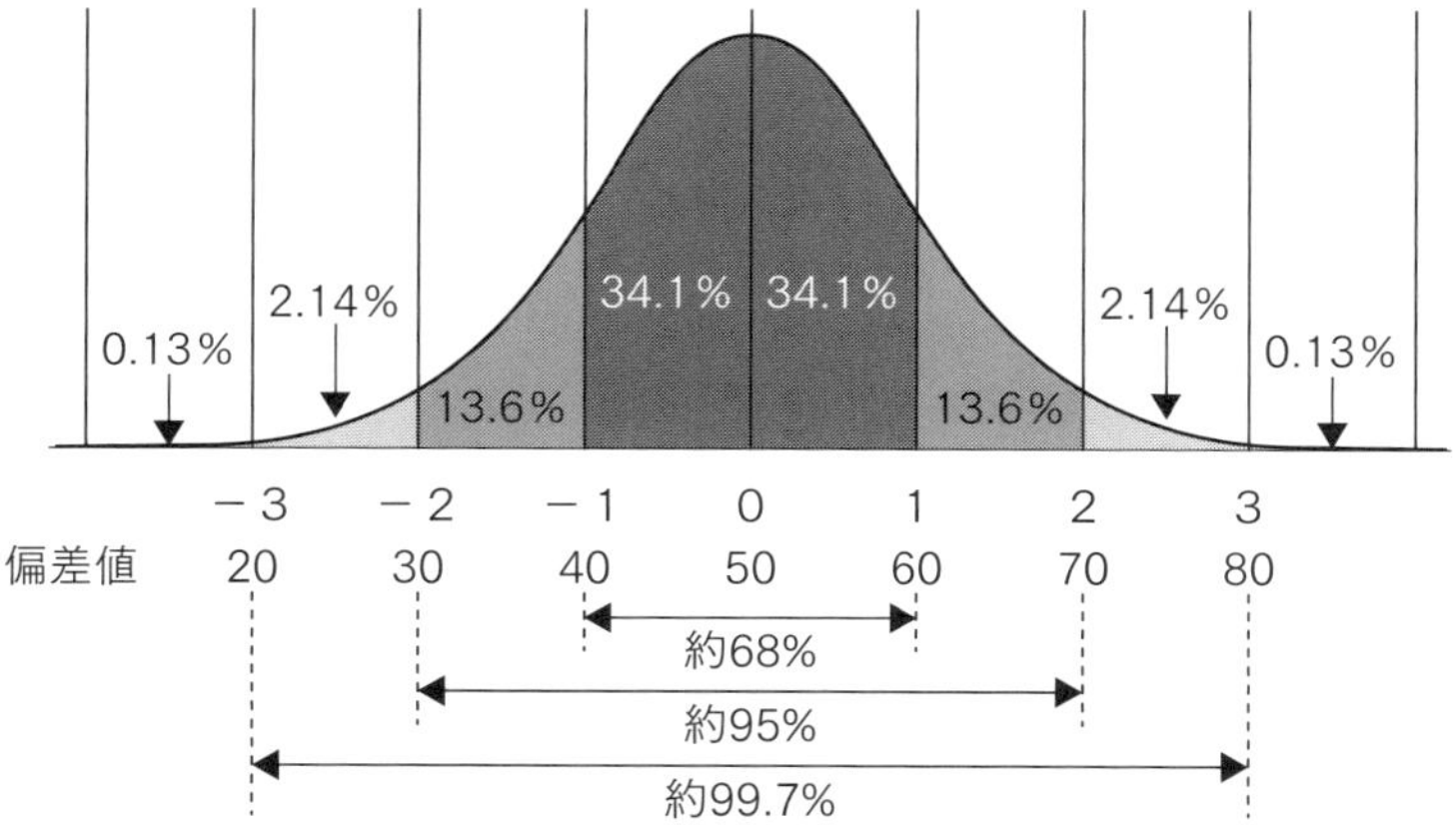

34・1％の2倍）。これは、正規分布であれば偏差値40〜60の区間に入る確率が68・2％（約68％）であることを意味します。同様に、偏差値30〜70の区間に入る確率は95・4％（約95％）であり、偏差値20〜80の区間に入る確率は99・68（約99・7％）です。これが「68－95－99・7則」です。

このように、収集したデータが正規分布またはそれに近い分布になる場合には、平均値と標準偏差を求めれば、各数値がデータ中のどのあたりに位置するかがほぼ正確にわかるというわけです。偏差値60以上ならば上位15・87％以内に位置することになり（約6人中1人に相当）、偏差値70以上であれば上位2・27％以内に位置します（約44人中1人に相当）。

ただし、これはあくまでもデータが正規分布またはそれに近い分布になる場合の話であり、収集データが少ない場合など、正規分布にならないときは当てはまりません。

確率変数と確率分布

確率変数と確率分布の説明に入る前に、そもそも「変数」とは何でしょう。

変数とは文字通り、値が「変わる数」のことです。たとえば1個100円のオレンジをX個買ったときの代金をY円とします。この場合、オレンジ1個の値段100円は値が変わらないので、「定数」（定まった数）です。一方、3個買えば300円、10個買えば1000円というように、買う個数Xや代金Yは値が変わります。これを変数といいます。

さて、3個買ったら300円、10個買ったら1000円というのは（お店の人が割引しない限り）間違いないことであり、いちいち100％の確率で300円などとは言いません。しかし、統計の世界では、何％の確率でいくらの値になるというような言い方をします。このような確率に従っていろいろな値をとる変数のことを「確率変数」といいます。

たとえば、サイコロを1回振ったときに出る目の数について考えてみましょう。出る目は1、2、3、4、5、6のいずれかであり、確率はいずれも6分の1です。つまり、6分の1の確率で1が出る、6分の1の確率で2が出るというように、確率に従ってとる値であることから、サイコロの目の数はすべて確率変数ということになるわけです。また、先の例で100万円の当たる確率が1％、50万円が4％、10万円が10％、0円が85％というくじ引きの話をしましたが、この100万円、50万円、10万円、0円も確率に従ってとる値なので、確率変数です。

確率分布の例

ア）サイコロを1回振ったときに出る目

確率変数	1	2	3	4	5	6	計
確　率	$\frac{1}{6}$	$\frac{1}{6}$	$\frac{1}{6}$	$\frac{1}{6}$	$\frac{1}{6}$	$\frac{1}{6}$	1

イ）「くじ引き」で当たる金額

確率変数	100万円	50万円	10万円	0円	計
確　率	1％	1％	10%	85％	1

上の図のア、イの表のように、確率変数のとる値とその値をとる確率とを対応させたものを「確率分布」といいます。確率は分数で表しても％で表してもかまいませんが、その合計は必ず1（＝100％）でなくては確率分布とはいえません。

統計の世界では、収集したデータの数値を「ある特定の確率分布に従う確率変数」とみなします。サイコロの1～6の目の値は、アの表の確率分布に従う確率変数、くじ引きで当たる金額も（当たらない場合の0円も含めて）、イの表の確率分布に従う確率変数とみなされるわけです。

またア、イの共通点として、どちらも確率変数の値がとびとびになっています。サイコロの目の値は1の次が2であって、その間の1・2とか1・7といった小数の値はとりません。くじ引きの例でも、100万円の次は50万円であって、85万円がもらえることはありません。つまり、値と値の間が離れているのです。このような確率分布のことを「離散型確率分布」といいます。離散型確率分布の場合は、確率変数のとる値を横軸、その値をとる確率を縦軸

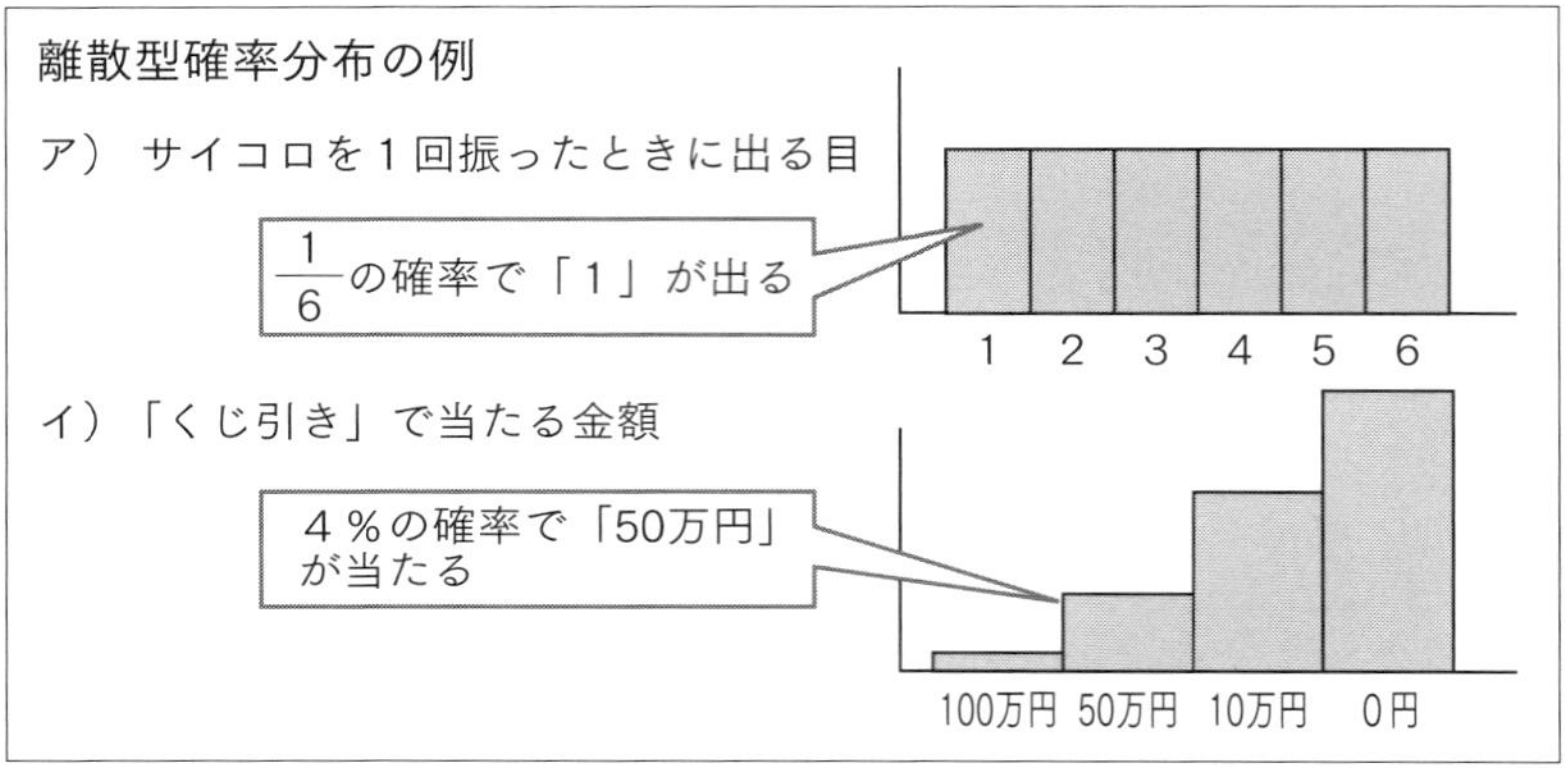

離散型確率分布の例
ア）サイコロを1回振ったときに出る目
1/6の確率で「1」が出る
1 2 3 4 5 6
イ）「くじ引き」で当たる金額
4％の確率で「50万円」が当たる
100万円 50万円 10万円 0円

にとって、ヒストグラム（柱状グラフ）で確率分布を表すことができます（上図）。

これに対し、全国の成人男女の身長や体重などを調査して集めたデータの場合はどうでしょう。こうした大規模なデータは正規分布に近い形にして表せることを学びましたが、たとえば、平均身長がちょうど160㎝になる場合というのを考えることは可能でしょうか。実はそれは不可能なのです。なぜなら、身長や体重の数値などを精密に測定すれば小数点のつく値になってしまい、ちょうど160㎝（160・0000…）になる確率など無限分の1（すなわち確率0％）と考えざるを得ないからです。160㎝の次の値も161㎝ではありません。たった1㎝の間に無数の小数の値が存在します。このように、値と値の間がとびとびではなく、連続している場合を「連続型確率分布」といいます。連続型確率分布の場合には、160㎝といった1つの値ではなく、「○○～○○」という範囲にして確率変数を捉えます（次ページの上図）。

収集したデータから確率分布を求めることを「確

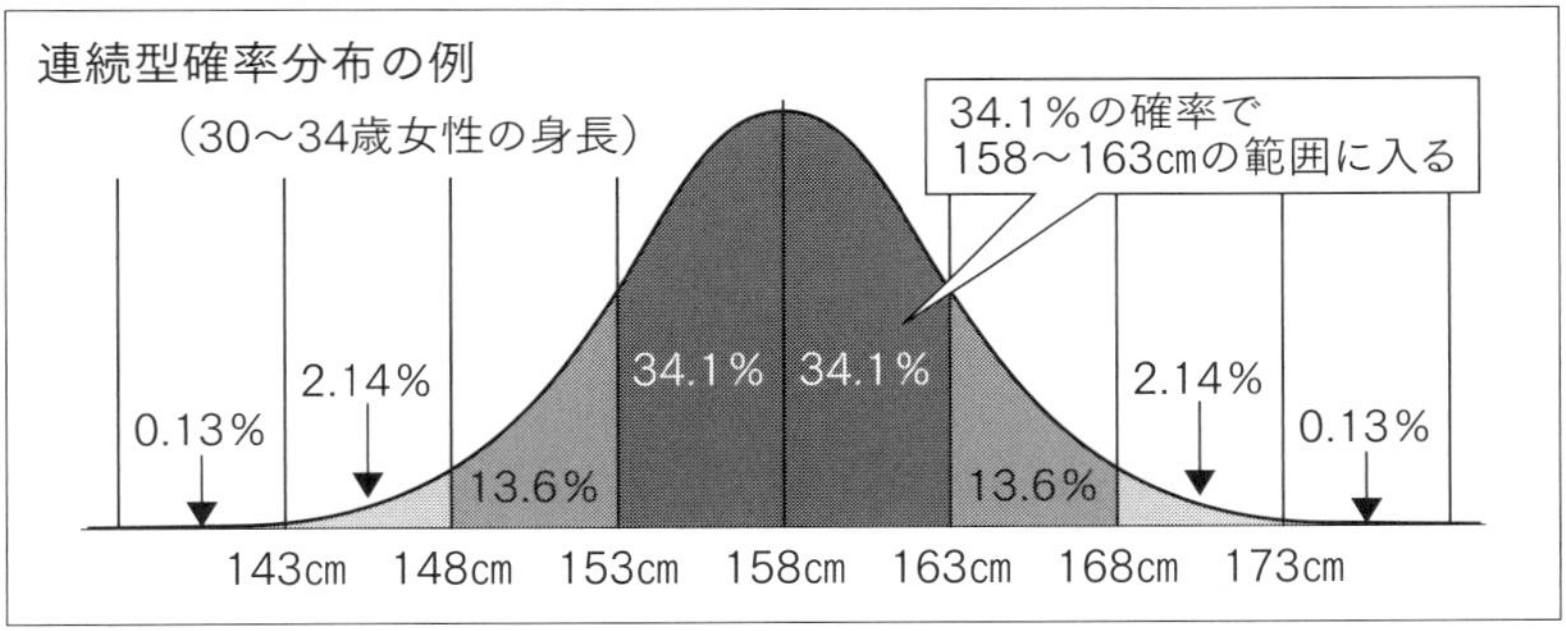

確率分布の推定

ある店のオレンジ10個の代金

確率変数	800円	1000円	計
確　　率	15％	85％	1

率分布を推定する」といいます。先ほどの１個１００円のオレンジを売っている店員が、気まぐれに10個で８００円に割り引いてくれる日があることに気付き、その頻度を根気強く調査したところ、１００日中15日程度であったとします。つまり、15％の確率で10個８００円で買うことができ、85％の確率で定価通りの１０００円になるという確率分布が推定できたわけです。この場合、次回オレンジを10個買いに行ったとき、15％の確率で８００円で買えるであろうことが推測できます（上表）。

　統計の世界では、このように手持ちのデータを分析することによって、次に得られるはずのデータについて議論します。これを「推測」といいます。そして「推定」された確率分布から将来の出来事を推測することを「推測統計」といいます。

推測統計の基礎　～母集団と標本～

統計には、収集したデータそのものの傾向や性質を把握して記述する「記述統計」のほかに、「推測統計」と呼ばれる手法があることを前に述べました。調査対象が大きいなど、全体を把握することが困難な場合に、その全体の中から一部分を選び出し、これを対象として分析を行った結果から全体の傾向や性質を推測しようという手法です。調査対象としたい集団全体を「母集団」といい、その中から選び出した一部分を「標本（サンプル）」といいます。次ページの上の図は、母集団と標本の関係を示しており、下の表は母集団と標本の具体例です。標本を選び出すことを抽出（サンプリング）といい、抽出されたデータの個数を「サンプルサイズ」といいます。たとえば、30～34歳の日本人女性の身長を調査したい場合、日本全国の30～34歳の女性全員が母集団となりますが、このとき200人の女性の身長を調べたとすると、サンプルサイズは200です。また別の200人からも身長を繰り返し調べる場合、「サンプル数」が増えます。もしこの調査を3回繰り返したとすると、サンプルサイズは200で、サンプル数が3ということになります。

看護師の職務満足度を調査する目的で、ある病院がその病院に勤務している看護師全員からアンケートをとることは可能でしょう。これを「全数調査」といいますが、この場合、収集したデータそのものの分析により目的を達成できるので、記述統計の手法だけで済みます。これに対し、地域住民の防災に関する意識を調査する場合などはどうでしょう。

母集団と標本の関係

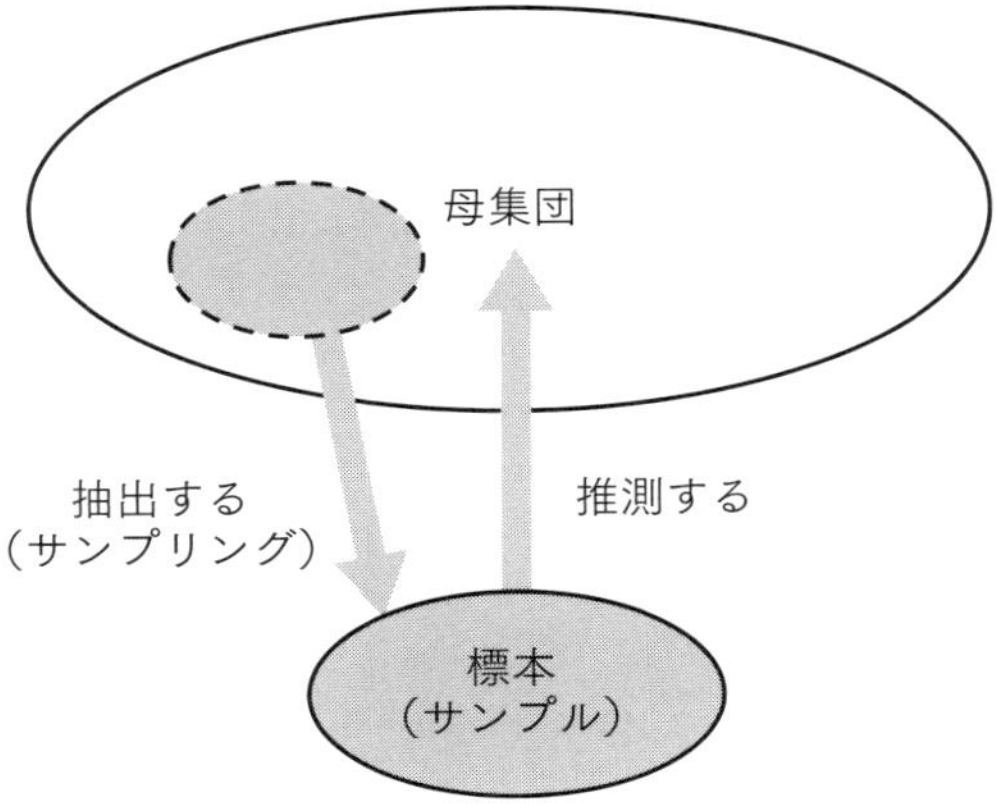

母集団と標本の具体例

調査の目的	母集団	標　本
30～34歳の日本人女性の身長	日本全国の30～34歳の女性全員	日本全国の30～34歳の女性の一部分
テレビの視聴率	テレビを所有しているすべての世帯	視聴率調査の対象とされている世帯
内閣支持率	すべての有権者	調査対象とされた一部の有権者
商品満足度	その商品のユーザー全員	アンケート調査に応じた一部のユーザー
地域住民の防災に関する意識	その地域の住民全員	調査対象とされた一部の住民

その地域の住民の数が数百人程度であれば、全員に調査票を配って全数調査を行うことも可能かもしれませんが、これが数万人規模ということになると、国レベルの調査（国勢調査など）は別として、一人の調査者やグループが行うことは不可能といってよいでしょう。そこで、このような場合には、住民の中から一部分を標本（サンプル）として抽出し、これを調査の対象にします。そして、その分析の結果から地域住民全体の意識を推測するわけです。このような調査方法を「標本調査」といいます。

ここまで話を進めてくると、国勢調査のような全数調査こそ本来あるべき理想的な調査方法であって、標本調査というものは、全数調査が困難な場合にやむを得ず採用する方法であるかのように思われるかもしれません。ところが、全数調査の場合でも以下のような様々な測定誤差を生じることがあります。

・記入漏れ……回答すべき項目を飛ばして回答する、無回答の設問がある、など
・記入ミス……回答すべき回答欄がずれる、○をすべき場所を間違える、など
・虚偽回答……わざと自分の本心と異なる回答をする、など
・錯誤回答……数値を記入すべきところに語句を記入する、選択肢を1つだけ選ぶところを2つ以上選ぶ、など
・調査拒否……調査依頼を拒絶、あるいは無視する、など

これらの測定誤差を考慮すると、仮に母集団から全数のデータを集めたとしても、そのうちの5～10％程度は分析に使えない可能性があるといわれています。全数調査を行ったからといって完璧な分析にはならないわけです。また、看護師の職務満足度を他の病院と比較する目的で調査するようなとき、一方の病院が療養型病床を持つ総合病院で、他方は

もっぱら高度急性期を中心に救命救急医療に力を入れている高機能病院であるというような場合は、両者が全数調査によってデータを集めると、提供している医療機能が異なることから、かえって意味のある比較検討ができなくなる可能性があります。つまり、調査の目的によっては、必ずしも全数調査が望ましいとは限らない場合があり得るのです。このような場合にはあえて、あらかじめ反映すべき特性を考慮した標本抽出（サンプリング）、すなわち標本調査を行うことによって、より意味のある比較検討が可能となります。

標本調査が必ずしも全数調査より劣った調査方法ではないということを、ご理解いただけたでしょうか。標本調査では、抽出した標本を対象として記述統計の手法を用いて分析し、その結果から母集団の傾向や性質を推測します（推測統計）。このとき最も重要なことは、「推測がうまくできるように標本を抽出する」ということです。先ほども「あらかじめ反映すべき特性を考慮した標本抽出（サンプリング）」という話をしましたが、抽出された標本が、もし母集団の特性を考慮したものでなかったとしたらどうなるでしょう。たとえば、30～34歳の日本人女性の身長を調査する場合に、ママさんバレーの選手ばかりを集めて標本抽出したならば、それは母集団の特性を考慮したものといえるでしょうか。この母集団は、全員がバレーボールをしているわけではありません。テレビの視聴率を調査する場合に女子中高生ばかり抽出するとか、内閣支持率を調査するために政権与党の支持者ばかり抽出するというのはどうでしょう。また、商品満足度を調査するためにインターネットを通じて行う場合、その利用者かつ質問に答えたい人だけが調査に応じるというやり方で、母集団の特性を考慮した抽出といえるでしょうか。標本から母集団をうまく推測するためにはどのような抽出をするべきか。次の節でみていきましょう。

標本の抽出

推測統計では、「推測がうまくできるように標本を抽出する」ことが重要であり、そのためには「あらかじめ反映すべき特性を考慮した標本抽出（サンプリング）」を行わなければならないという話をしました。女性の身長を調査するのにバレーボール選手ばかりを集めてサンプリングをすると、平均値が高くなってしまうのは当たり前です。このような標本を分析しても母集団の平均身長をうまく推測することなどできません。母集団の特性を考慮することなく、偏った標本を抽出してしまうと、推測統計は成り立たないのです。こうした偏りを「バイアス」といいます。データを集めたときは、その平均値（期待値）を求めて、そこから分散や標準偏差を計算することによってデータの傾向や性質を把握するので、標本として集めたデータに大きなバイアスがかかっていたり、ばらつきが大きすぎたりしないよう注意しなければなりません。次ページの上の図を見て、バイアスが大きすぎると、平均値が母集団の平均値から大きくずれてしまいます。標本のばらつき（分散、標準偏差）が大きい場合も母集団の推測はうまくできませんが、より根本的なのはバイアスのほうです。平均値が大きくずれていれば、そこから求められる分散や標準偏差の値にはあまり意味がないのです。

それでは、バイアスがかからないように標本を抽出するにはどうすればよいでしょう。これを解決するのが「無作為抽出（ランダムサンプリング）」という方法です。無作為抽

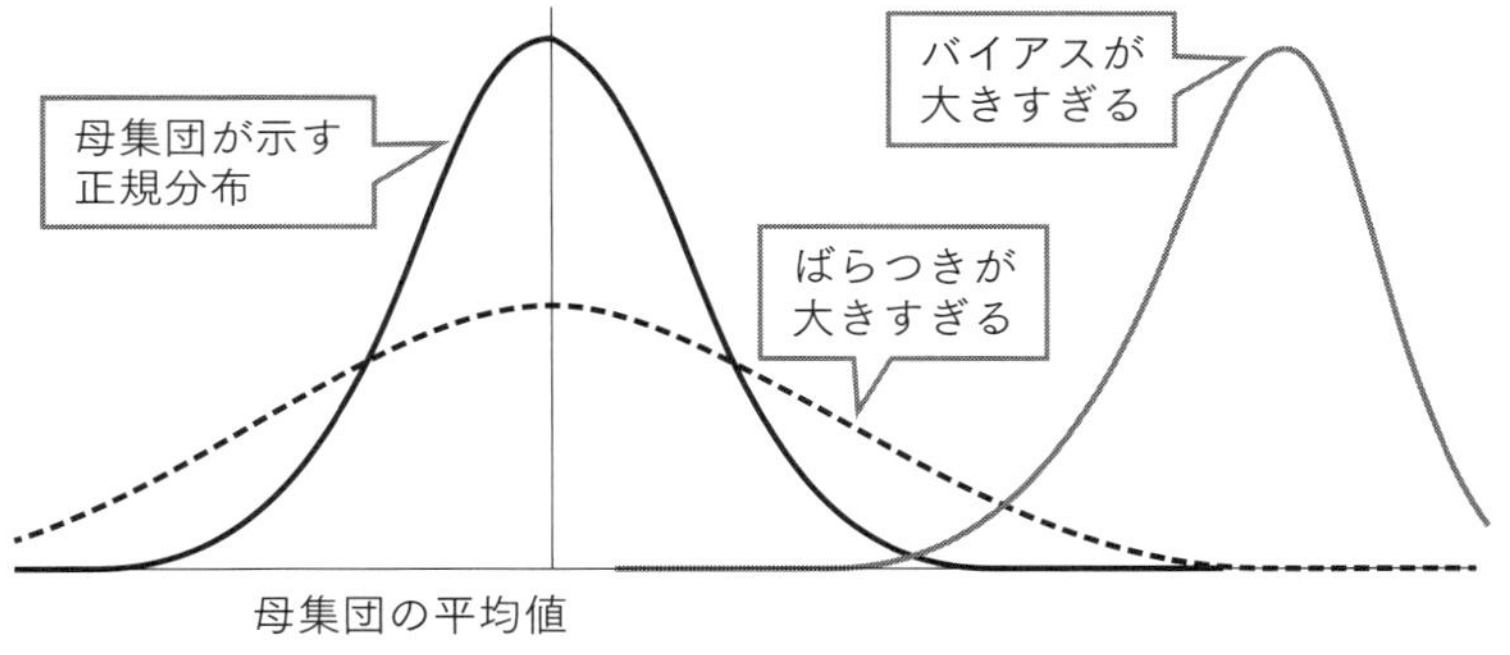

出のうち、最も基本的な手法が「単純無作為抽出法」です。単純無作為抽出法では、まず母集団に含まれるすべての要素に番号をつけます。そして乱数表やサイコロを使い、その出た数字と同じ番号の要素を標本として選び出していきます。乱数表は、数字をまったく無秩序に（しかもその数字の現れる確率が等しくなるように）並べた表のことで、たとえばその表の何列目かの数字を上から順番に選ぶことによって、選ぶ者の意思が加わらない無作為の抽出が可能となります。

乱数表の例

20	75	57	48	30	54	32	29	13	45
95	27	12	03	87	85	23	74	62	21
51	40	64	83	39	22	56	84	89	50
06	97	26	94	55	99	88	02	77	67
90	19	91	73	01	41	15	76	35	09
58	37	82	07	38	60	11	43	10	66
00	34	14	86	52	25	93	49	69	28
04	24	59	61	65	63	96	98	70	81
80	53	08	72	18	92	44	68	36	79
47	33	17	42	31	16	71	78	05	46

「無作為」とは、人の意思が加わらないという意味です。調査者が自分に都合のいい結果が出るように標本を選択することがないよう、抽出法には様々な工夫がなされています。

単純無作為抽出法以外の代表的な無作為抽出法も紹介してきましょう。

①層化抽出法…たとえば、ある地域に住む住民の防災に関する意識を調査する場合、その住民がほとんど家にいる場合と、遠くに通勤している場合とでは、地元の防災意識にずれが生じることが考えられます。この場合、その地域の人口の40％が在宅（または地元の施設に入所中）の高齢者、30％が働きに出ている人、20％が在宅の主婦等であるとすれば、標本はこの4対3対2の比率を反映したものが望ましいでしょう。このように、調査内容に影響を与えると考えられる事項（例では在宅か通勤か）によって母集団をいくつかの層に分け、その構成比率に合わせて、標本を抽出する方法を「層化抽出法」といいます（左図❿）。ただし、母集団の構成を事前に調べておく必要があります。

②多段抽出法…これは全国規模の訪問調査などで多く採用される抽出法です。たとえば、全国から1200人の対象者を選ぶ場合、まず47都道府県から6つの都道府県を無作為に抽出し、次にその都道府県からそれぞれ5つの市町村を無作為に（合計30市町村）を抽出し、さらにこれらの市町村からそれぞれ40人無作為に抽出して、合計1200人の対象者を標本とします。複数の段階に分けて抽出するので「多段抽出法」といいます（左図⓫）。これにより効率的な調査が可能となりますが、無作為に抽出した都道府県や市町村に、調査内容に影響を及ぼす特性が存在する場合は、バイアスが生じる可能性があります。このため、たとえば人口規模などによって抽出する比率をまず確定（層化抽出）してから、多段抽出を行うという「層化多段抽出法」という方法が採用されることもあります。

代表的な無作為抽出法

❿ 層化抽出法の例

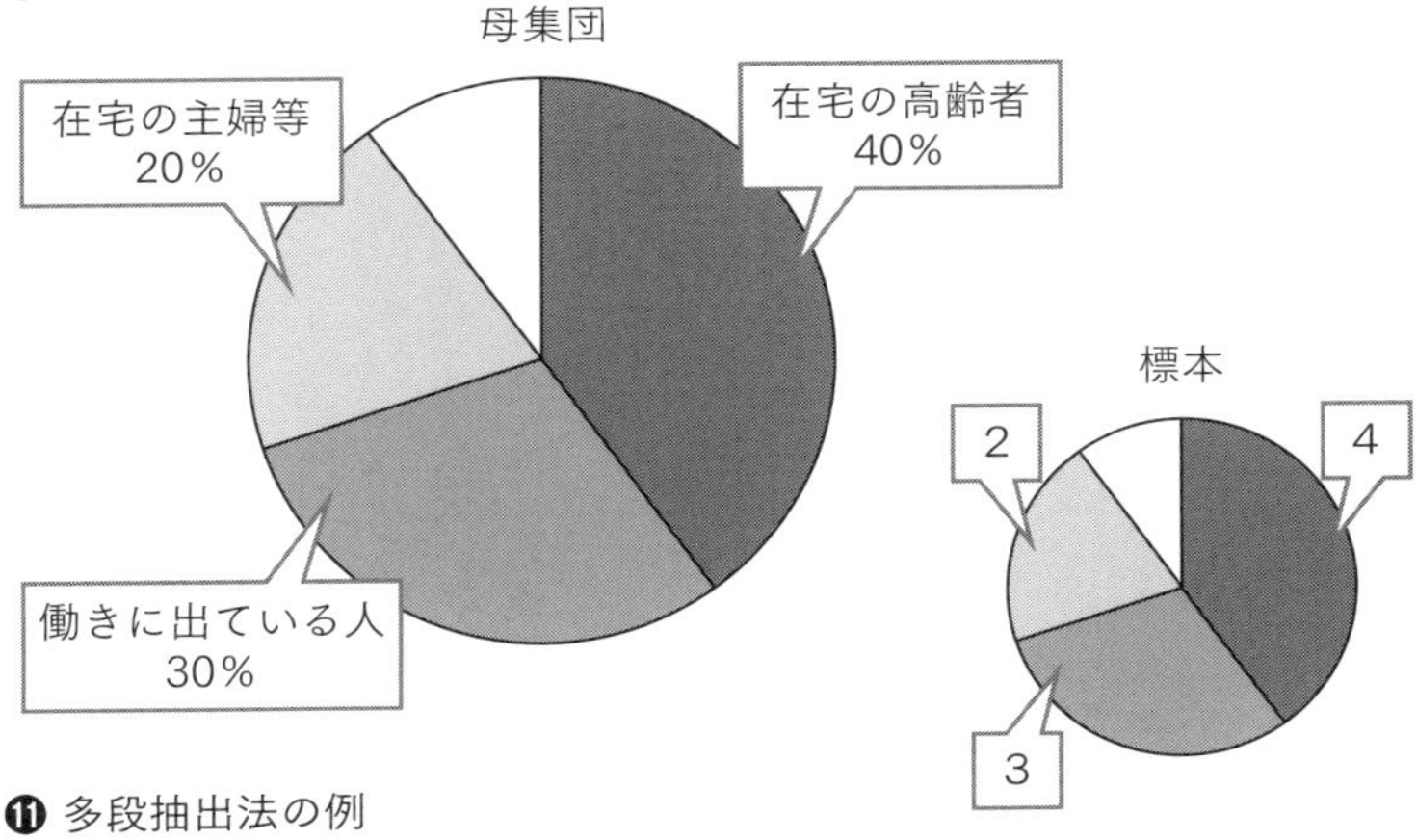

⓫ 多段抽出法の例

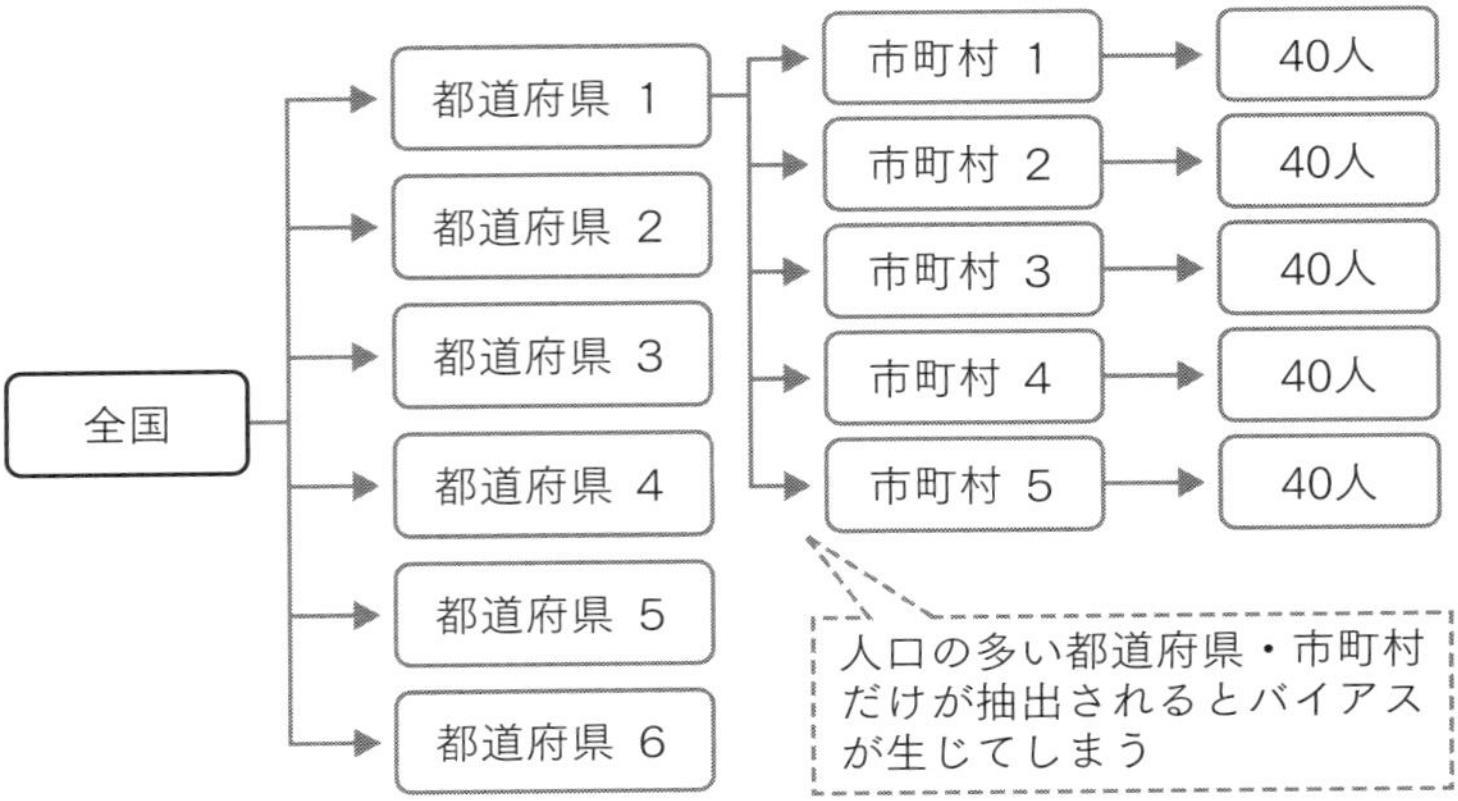

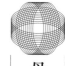

母数と推定値 〜点推定〜

標本調査において、母集団の推測がうまくできるように母集団の特性を考慮した標本抽出（サンプリング）が重要であることを学びました。ここからは、その抽出された標本から、どのようにして母集団の特性（傾向や性質）を推測していくのかを説明しましょう。

母集団の特性は、数値によって表されます。この数値を「特性値」といい、主なものとして、平均値、分散、標準偏差が挙げられます。母集団の平均値のことを「母平均」といい、母集団の分散と標準偏差をそれぞれ「母分散」、「母標準偏差」といいます。そして、これらの特性値をまとめて「母数（パラメータ）」といいます。つまり、母数（パラメータ）とは、調査対象としたい集団そのものの特性値のことであり、その集団について全数調査をしてみないとわからない（たとえ全数調査をしたとしても様々な測定誤差のため完璧にはわからない）、いわば「神のみぞ知る数値」なのです。そこで、これを標本から求められる平均値、分散、標準偏差によって推し量ろうというわけです。標本から求められる平均値や分散、標準偏差をそれぞれ「標本平均」、「標本分散」「標本標準偏差」といい、これらをまとめて「推定値」といいます（「統計量」と呼ぶ場合もあります）。そして、推定値（統計量）から母数（パラメータ）を推し量ることを「母数の推定」といいます。次ページの図で母数と推定値のそれぞれを表す記号（文字）を確認すると、母平均を表すμという文字は「ミュー」と読み、母分散と母標準偏差に使われているσは「シグマ」と読

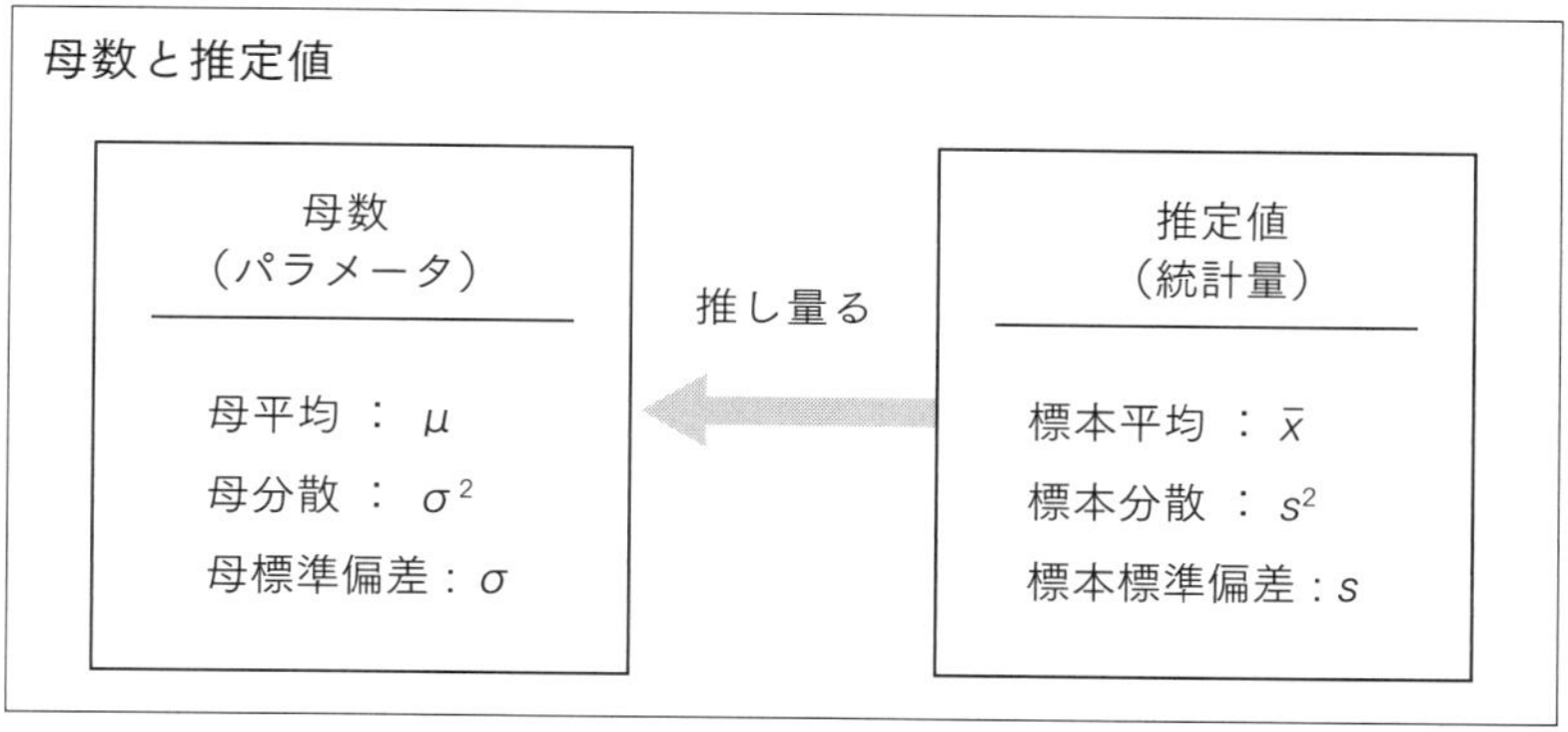

みます。

先の分散・標準偏差の数式に出てくるΣはσの大文字です。この数式の平均値xは標本平均であり、これに基づいて標本分散s^2と標本標準偏差sを求めていたわけです。先の分散・標準偏差の説明では、まだ記述統計の話をしていたので、母集団と標本を区別していませんでしたが、推測統計では、あくまでも標本のみが調査対象であって、これによって母数を推定していくことになります。母数を推定するための数値なので推定値と呼ばれます。なお、母数とは母集団の特性値（母平均、母分散、母標準偏差）のことであって、母集団に含まれる要素の個数ではないので注意が必要です。

さて、母数の推定の仕方は、大きく2種類に分けられます。「点推定」と「区間推定」です。まずは、点推定から説明していきましょう。

たとえば、ポテトチップスを3袋買ってきた人が、集合時間までの間に1袋ずつ開けて、中に入っているポテトチップスの枚数を数えたとします。すると、それぞれ53枚、54枚、55枚であることがわかりました。

この3袋の枚数の平均は54枚ということになるので、これと同じポテトチップスの袋には、平均で54枚入っていると考えました。この話の母集団は、同じメーカーが生産する同じ種類の袋入りポテトチップスのすべてであり、袋の中を全数調査することなどできませんが、このうち3袋を標本として抽出し、その平均値（標本平均）から母集団の平均値（母平均）を推定したわけです。このように、母数を1つの値で推定することを、点推定といいます。54という1点で推定しているわけです。確かに、この3袋の平均がたまたま54枚になっただけで、ほかの袋を調べたら異なる数値になる可能性もあるでしょう。しかし、母平均は、標本平均の値でほぼ推定できることがわかっています。

母数と推定値　～区間推定～

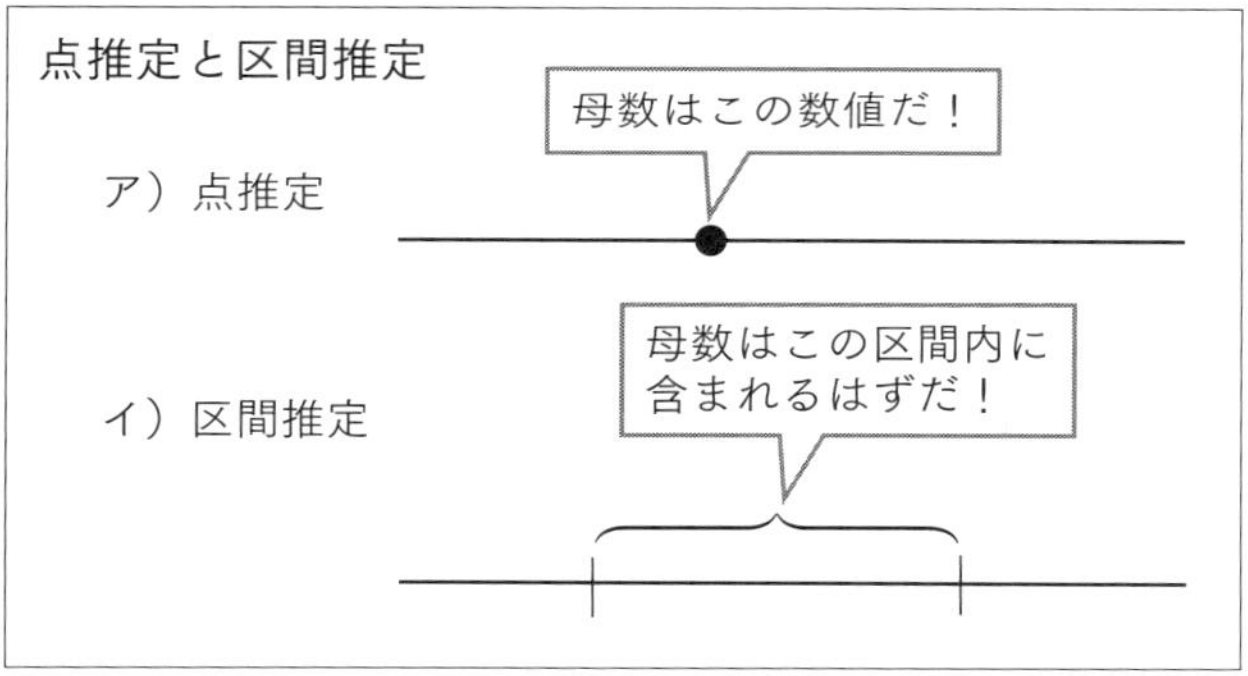

標本から母数を推定する方法には、「点推定」のほかに「区間推定」があります。上の図を見ると、点推定では、母平均や母分散などの母数を1つの値で、いわばピンポイントで推定するのに対し、区間推定の場合は、ある区間内に母数が含まれるであろうというように幅をもたせて推定します。先ほどのポテトチップスの例でいうと、1つの袋の中に入っている枚数の平均値（母平均）を○枚～○枚の範囲内にあるだろうと推定するわけです。この幅のことを「信頼区間」といいます。しかもその信頼の精度をパーセントで表して「95％信頼区間」、「99％信頼区間」などといいます。「95％信頼区間」の場合、その母集団で標本調査を100回行えば、95回はその信頼区間内に母数が含まれることを意味しています。

それでは、先のポテトチップスの例を使い、袋ごとの枚数の平均値（母平均）の「95％信頼区間」を求めてみます。次ページの図を見ると、信頼区間は、いちばん下

信頼区間を求める式

$$標本平均の分散 = \frac{母分散(不偏分散で推定)}{サンプルサイズ} \quad \cdots\cdots ①式$$

$$\begin{matrix}標本標準誤差SE\\(標本平均の標準偏差)\end{matrix} = \sqrt{標本平均の分散} \quad \cdots\cdots ②式$$

$$信頼区間 = 標本平均 \pm t \times 標本標準誤差SE \quad \cdots\cdots ③式$$

の③式によって求められます。この式のtは、あとで述べる「t分布表」から求められる値です。このtと「標本標準誤差（SEと略します）」を掛け合わせた値を求めます。そして、この値を標本平均から引くと信頼区間の左端（最小）の値になり、標本平均と足し合わせると信頼区間の右端（最大）の値になるわけです。③式の±はこのことを意味しています。

それでは、標本標準誤差SEとは一体何でしょう。

これは「標本平均の標準偏差」のことなのです。標準偏差は分散の平方根なので、標本平均の標準偏差は「標本平均の分散」の平方根の値になります。これを表しているのが②式です。先のポテトチップスの例では、3袋だけ標本として抽出し、その枚数の平均値を標本平均としたわけですが、このような標本抽出をたとえば20回繰り返し、それぞれの枚数の平均値を求めたとしたら、20個の標本平均ができます。すると、この20個の標本平均についてもばらつきがあるはずで、そのばらつきを表す指標として、分散や標準偏差を考えることができます。これが「標本平均の分散」、「標本平均の標準偏差」なのです。先の例では標本平均が1つだけなので、ばらつきを考える必要はありません

ポテトチップスの例における信頼区間

①式：標本平均の分散＝ $\frac{1}{3}$ ＝0.3333…

②式： 標本標準誤差SE（標本平均の標準偏差） ＝ $\sqrt{0.3333\cdots}$ ≒ 0.577

③式：信頼区間＝標本平均± t × 標本標準誤差SE
＝54 ±4.303 × 0.577
＝54 ±2.4828…

∴信頼区間の左端（最小）の値＝54－2.483＝51.517≒52
∴信頼区間の右端（最大）の値＝54＋2.483＝56.483≒56
∴ポテトチップスの枚数の95％信頼区間は、52枚～56枚

が、話をわかりやすくするために前ページの式で信頼区間を求めていきます。標本平均の分散は、①式のように、母分散をサンプルサイズで割ることによって求められます。例では、母分散の値がわかっていないので、不偏分散の値で推定します。先の例では、不偏分散が１、サンプルサイズが３なので、標本平均の分散は０・３３３…。したがって、標本標準誤差ＳＥはその平方根で、約０・５７７となります（上図）。

次に③式で、この標本標準誤差ＳＥとｔを掛け合わせます。ｔの値は、次ページの図に示す「ｔ分布表」から求められます。「ｔ分布」というのは、例のように母分散がわかっておらず、しかもサンプルサイズが小さい場合に、正規分布の代用として使われる分布です。ｔ分布は、次ページの図に示す通り、サンプルサイズｎから１引いた数（「自由度」という）によって分布の形が変わり、自由度が大きくなるにつれて

t 分布

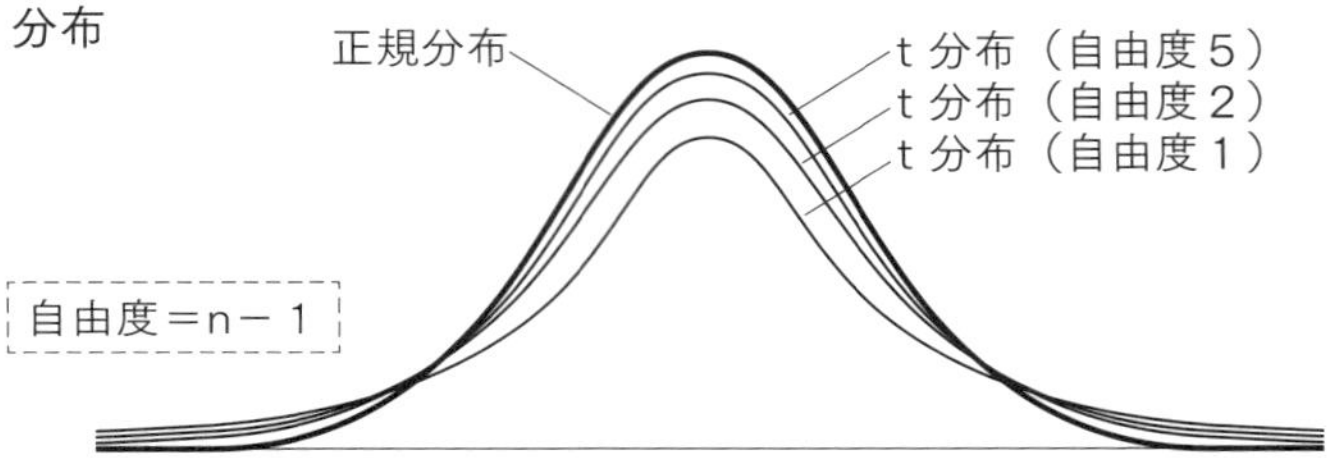

t 分布表（抜粋）

自由度	信頼係数95％	信頼係数99％
1	12.706	63.657
2	4.303	9.925
5	2.571	4.032
20	2.086	2.845
正規分布	1.960	2.576

正規分布に近づくという特徴があります。ｔ分布表を見ると、信頼の精度（「信頼係数」という）と自由度ごとにｔの値を調べることができます。例の場合、信頼係数は95％、ｎ＝３より自由度は2なので、ｔ＝４・３０３です。これと標本標準誤差ＳＥの０・５７７を掛け合わせると約２・４８３になります。これにより、信頼区間の左端（最小）の値は、標本平均54から２・４８３を引いて51・５１７。右端（最大）の値は、標本平均54と２・４８３を足し合わせて56・４８３。結局、例のポテトチップスの枚数は、「95％信頼区間がおよそ52枚〜56枚である」というように、区間推定できるわけです。

仮説検定とは

ここまでは母集団の平均値（母平均）などをどのように「推定」するのか、ということについて紹介してきましたが、ここからは推測統計のもう一つの柱ともいえる「検定」について基本的な考え方を説明します。推定は、母集団の特性がわからないため、これを標本から得られる推定値（統計量）に基づいて推し量るわけですが、検定は、母平均などがすでにわかっている場合に、これが正しいかどうかを判定するものです。母集団についてある仮説（予想）をたてて、これが成り立つかどうかを統計的に判断するため、正式には「統計的仮説検定」といい、一般には「仮説検定」（または「検定」）と呼ばれています。

実は、仮説検定はとても回りくどい手法なのです。たとえば、真面目で消極的な性格の男性が、好きな女性に告白する勇気がないため、せめて彼女が自分に対して好意を抱いているのかどうかを確かめたいと思ったとします。しかし、彼女が自分に「好意を抱いている」ことを真正面から確認することができないので、「好意を抱いていない」という反対の仮説を立て、これを打ち消すような出来事を思い出すことにしました。「毎朝のあいさつは、いつも笑顔で会釈をしてくれる」、「以前、駅までの帰路を一緒に楽しく話した」などを思い出しながら、そのときの楽しい雰囲気によって彼女が「好意を抱いていない」という仮説を打ち消すように、裏を返せば「好意を抱いている」といえるのではないかと判定したのです。このような本来ならば打ち消したい、無に帰してほしい仮説のことを「帰

帰無仮説と対立仮説

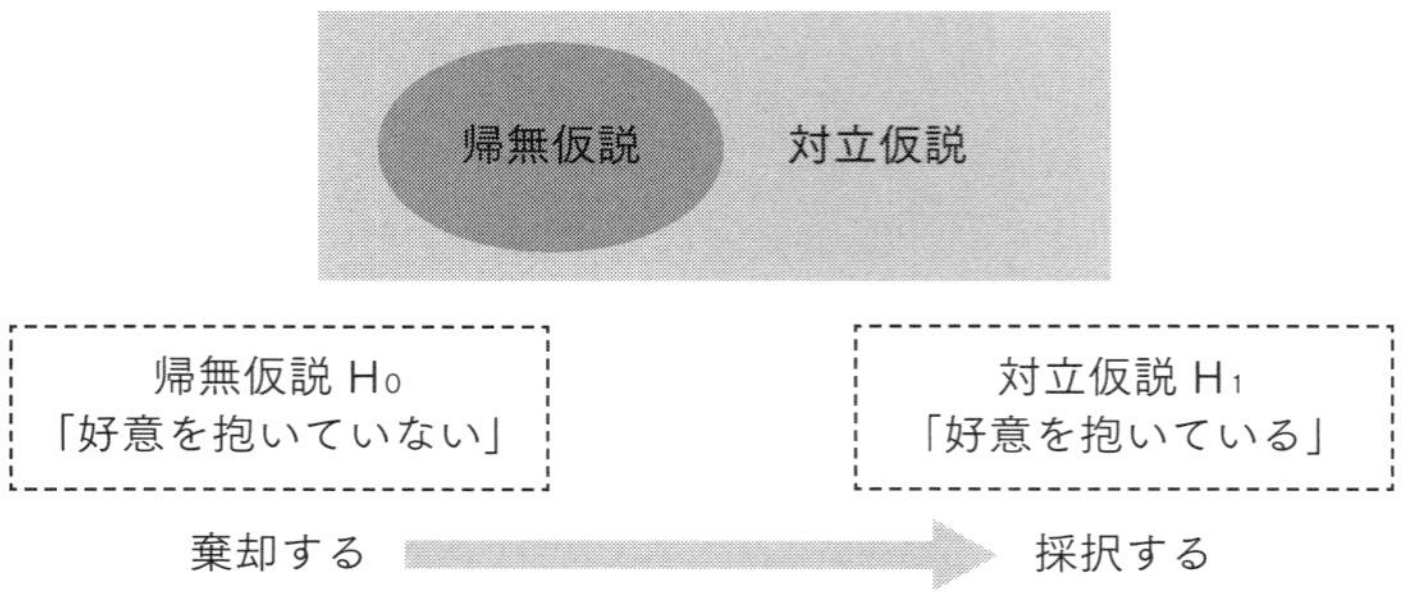

無仮説といいます。これに対して、本来こうあるはずだという仮説を「対立仮説」といいます。この例では「好意を抱いている」というのが対立仮説です。そして、帰無仮説を打ち消すことを「棄却」といい、これによって対立仮説が成り立つものとすることを「採択」といいます。上の図を見ると、帰無仮説（記号H_0）を棄却することによって、本来検証したい対立仮説（記号H_1）が採択されます。このような論理の手法を「背理法」といいます。そこで、背理法によって反対の意味の事柄を帰無仮説とし、これを棄却することによって、本来検証したい事柄（対立仮説）が正しいことを主張します。

仮説検定は、新しい薬品を開発する場面でよく使われます。開発者としては、その新薬に効果があると主張したいのですが、これを正面から検証するのではなく、「効果がない」という帰無仮説を立てて、様々な臨床試験を通して得られたデータから、これを棄却できるかどうかを検討します。この場合、判断の基準とされるのは確率です。臨床試験において効果ありとみられた人が95％以上であった場合、効果なしとする帰無仮説の成り立つ確率は5％未満ということになります。

人間は一般に、5％（100回中5回）未満しか起こらないようなことは例外的なこと、ほぼ起こり得ないことという感覚をもちます。20％や30％の確率で起こることなら、起こっても不思議ではないと思うかもしれませんが、5％未満の確率で起こったとなれば、何か理由があると思うはずです。

そこで、帰無仮説を棄却する基準として5％という確率を設定します。このような帰無仮説を棄却する判断の基準を「有意水準（記号α）」といいます。先ほどの男性の例では、彼女と楽しい雰囲気で一緒に話をしながら歩いたことに意味がある（有意である）として帰無仮説を棄却しましたが、通常、有意水準には5％（0・05）や1％（0・01）といった確率が使われます。そしてデータから得られた確率が有意水準を下回った場合に「有意水準αで帰無仮説H_0は棄却され、対立仮説H_1が採択される」として仮説検定を結論付けます。有意水準は、必ず仮説検定の分析を行う前に設定します。

標本の分散と母平均を使った検定の例（t検定）

はじめに、看護ケアにとって大変身近な患者さんの血圧測定を例にとって仮説検定をしてみましょう。次ページの表は入院患者Aさんのある一週間の血圧測定結果を示したものです。Aさんの血圧値（上の数値）は通常平均して110であるとすると、この結果から、Aさんのこの一週間の血圧は通常値と違いがあるかどうか（高血圧か低血圧になっているかどうか）を知りたいのです（本来血圧は上と下の値両方から判断すべきですが、ここではわかりやすくするため、表中の上の数値だけを使うことにします）。

ここで検定すべき仮説は、

帰無仮説　H_0・・・通常値と違いはない　⇩　$H_0=110$
対立仮説　H_1・・・通常値と違いがある　⇩　$H_1 \neq 110$

です。ちなみにHというのは仮説（Hypothesis）の頭文字です。

仮説検定の際には、はじめに検定の判断基準である有意水準αを設定します。ここではα＝0・05（すなわち5％）に設定しましょう。

また（大事なことですが）、この標本のばらつきの分布は「正規分布」をしていると考えます。

次に、検定すべき標本をどう処理するかを考えます。与えられている標本は一週間の血圧値で、ばらつきがあります。こうしたばらつきのあるデータが、１１０というAさんの通常の血圧値と違いがあるかどうかを知りたいというわけですから、このばらつきの平均と母標本（つまり通常のAさんの血圧値）を使って「検定統計量」という数値を算出することにします。

この検定統計量がt値といわれるもので、次ページの①式で表されます。なお、ここで「不偏分散」とは、観察された標本と母標本との差を2乗して、標本数−1（これを「自由度」といいます）で割ったも

Aさんの一週間の血圧値

	1日目	2日目	3日目	4日目	5日目	6日目	7日目
血圧値	122	112	107	118	111	102	124
	85	88	79	85	81	77	93

仮説検定の例

検定統計量の求め方

$$検定統計量(\mathrm{t})=\frac{標本平均\ \bar{x}-母標本\ \mu}{\sqrt{\dfrac{不偏分散 u^2}{標本数 n}}}$$ ………①式

不偏分散の求め方

$$不偏分散\ u^2=\Sigma(x_i-\bar{x})^2\div(n-1)$$ ………②式

A仮説を検定してみよう

標本平均 $\bar{x}-$ 母標本 $\mu=113.7-110$

不偏分散 $u^2=482\div6=80.3$

ですから

$$検定統計量(\mathrm{t})=\frac{113.7-110}{\sqrt{\dfrac{80.3}{7}}}=\frac{3.7}{3.38}\fallingdotseq1.09$$

の、すなわち上の図の②式となります。これを用いて、仮説を検定すると上図Aのようになります。

　最後に、求められた検定統計量、すなわちt値（≒1・09）が、最初に設定した有意水準のもとで帰無仮説H_0が「ほぼ起こりえない」といえる領域の中に入っているかどうかを確かめます。このとき使われるのが「t分布表」です。t分布表には一番左の行に自由度、つまり標本数から1を引いた値が、次の行からは有意水準（p値）別にt値が載っています。繰り返しになりますが、このt値の意味は、正規分布のもとで帰無仮説H_0が棄却可能な領域を示す値です（つまりこの値より小さければ帰無仮説H_0は棄却できないことになります)。

自由度6（＝7・1）でp値が0・05の値をみると、2・447とありますから、この検定統計量1・09はそれより小さく、したがって「帰無仮説＝通常値と違いはない」は棄却できないことになりますね。

このような検定統計量tを使った仮説検定を「t検定」と呼びます。また、今行ってきた「t検定」は1つのデータ群について行ったものですが、二群のデータの平均を使ったt検定も可能です。

φ \ P	0.20	0.10	0.05	0.02	0.01
1	3.078	6.314	12.706	31.821	63.657
2	1.886	2.920	4.303	6.965	9.925
3	1.638	2.353	3.182	4.541	5.841
4	1.533	2.132	2.776	3.747	4.604
5	1.476	2.015	2.571	3.365	4.032
6	1.440	1.943	2.447	3.143	3.707
7	1.415	1.895	2.365	2.998	3.499
8	1.397	1.860	2.306	2.896	3.355
9	1.383	1.833	2.262	2.821	3.250
10	1.372	1.812	2.228	2.764	3.169
11	1.363	1.796	2.201	2.718	3.106
12	1.356	1.782	2.179	2.681	3.055
13	1.350	1.771	2.160	2.650	3.012
14	1.345	1.761	2.145	2.624	2.977
15	1.341	1.753	2.131	2.602	2.947
16	1.337	1.746	2.120	2.583	2.921
17	1.333	1.740	2.110	2.567	2.898
18	1.330	1.734	2.101	2.552	2.878
19	1.328	1.729	2.093	2.539	2.861

第3章

統計を使った分析

記述統計と推測統計

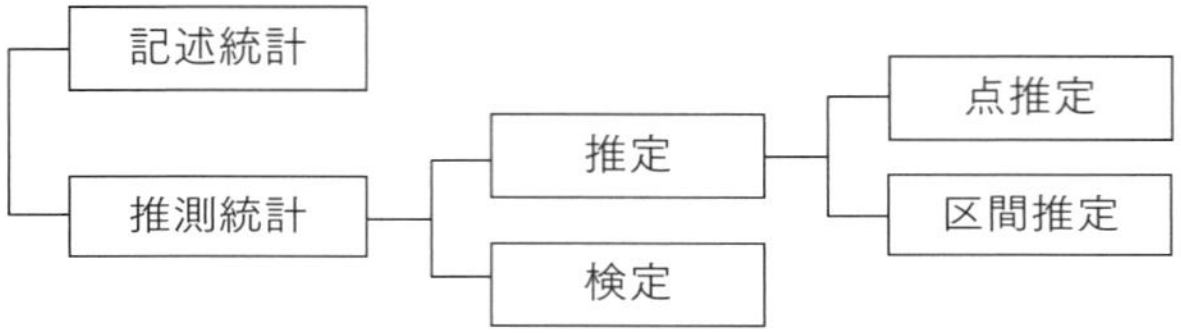

テレビ視聴率とは

第2章では、統計の手法として、記述統計と推測統計の2種類があって、全数調査の場合は記述統計を用いるけれど、標本調査の場合は標本（サンプル）から得られる統計量に基づいて母数を推定（点推定、区間推定）したり、検定（仮説検定）したりする推測統計の手法を用いることを紹介しました。

ここでは、標本調査の代表例であるテレビ視聴率を題材として、これまでのおさらいと統計の落とし穴について紹介します。みなさんは視聴率について、何か疑問に感じられたことはありませんか。テレビ番組で「視聴率20％」というと、週間視聴率第1位など、ランキングが発表されますが、一体その数字は本当なのか、視聴率調査の対象者に会ったことがない、など…。

まず、視聴率の調査方法は、ＮＨＫが全国から7歳以上の男女３６００名を住民基本台帳から層化無作為２段抽出して、「日記式（配布した調査票にその日のテレビ視聴を記入してもらって回収する）」という調査をしています。また、民間のリサーチ会社では、全国27地区から計６９００世帯を無作為に抽出して、主に

標本標準誤差SE（標本比率の標準偏差）を求める式

$$\text{標本標準誤差SE（標本比率の標準偏差）} = \sqrt{\frac{p\times(1-p)}{n}} \quad \cdots\cdots\cdots\cdots ①式$$

p：標本比率（例では、標本から得た視聴率）
n：データの総数（サンプルサイズ）

「機械式（対象世帯に設置した端末装置で1分ごとの視聴状況をデータ送信する）」によって調査しています。

それでは、このような標本調査による視聴率の数値は、母集団全体としてどれぐらい信頼できるのでしょうか。民間のリサーチ会社では、関東地区（総世帯数1800万世帯）から900世帯をサンプルとして抽出しているそうです。そこで、あるテレビ番組の視聴率が関東地区で10％だった場合、母集団としての視聴率はどれくらいになるのかを推定します。視聴率は割合（比率）なので、母集団における比率（「母比率」という）を標本における比率（「標本比率」という）から推定するわけです。これも母数の推定であり、区間推定になります。ただし、母平均の推定とは異なり、標本標準誤差SEは「標本比率の標準偏差」であり、上の図の①式によって求めます。p（標本比率）は、標本から得た視聴率の値なので0・1（10％）です。n（サンプルサイズ）は、関東地区で抽出されたサンプル世帯数900です。これを①式に代入して計算すると、1からp（0・1）を引いて0・9になるので、0・1と0・9を掛け合わせた0・09を900で割って0・0001。この平方根が標本標準誤差SEなので、その値は0・01となります。さて、このサンプルサイズは、

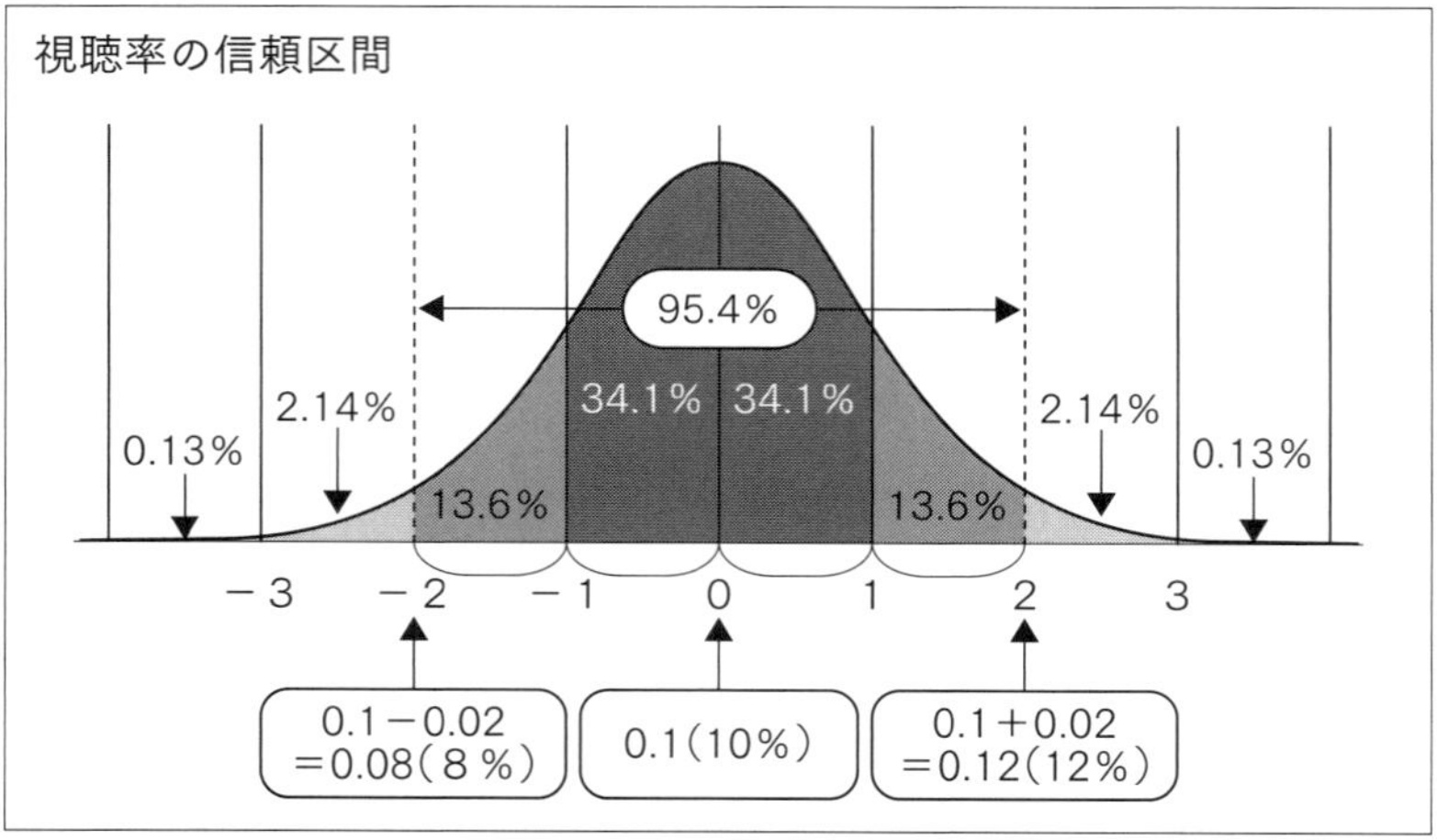

「点推定」で紹介したポテトチップスの例とは異なり、ある程度大きいので、t分布ではなく、正規分布を使うことができます。上の図を見ると、中央の0から標準偏差2つ分左右に離れた区間に入る確率は95・4％でした。①式で求めたSEの値0・01は標本比率の標準偏差なので、この2つ分（0・01の2つ分で0・02）となります。この例では、中央の0の位置に標本比率p（視聴率10％＝0・1）がくるので、信頼区間の左端（最小）の値は0・1から0・02を引いて0・08（8％）となり、右端（最大）の値は0・1と0・02を足して0・12（12％）となります。

結局、視聴率10％といっても、母集団としての視聴率は95・4％の確率でこの区間（8％～12％）に入るということなのです。標本から得た視聴率の上下2％の誤差を含むわけですね。ちなみに、95・4％ではなく、きっちり95％として求めたい場合は標準偏差2つ分ではなく、1・96個分で計算します。

標本誤差

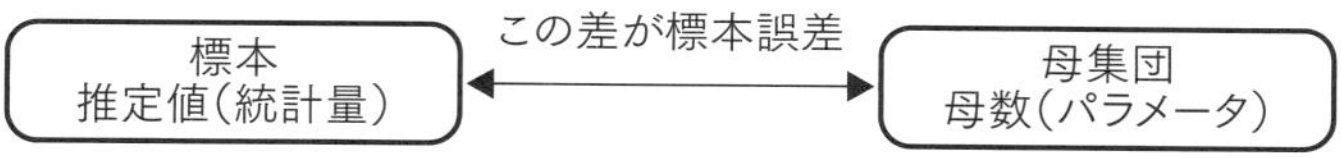

①標本平均の標準偏差 $= \sqrt{\dfrac{u^2}{n}}$　（P.84の②式を記号で表したもの）

②標本比率の標準偏差 $= \sqrt{\dfrac{p\times(1-p)}{n}}$

u^2：不偏分散
p：標本比率
n：サンプルサイズ

このような標本から得られる統計量（推定値）と、母平均や母比率といった母数との誤差を「標本誤差」といいます（上図）。これは標本調査に伴う誤差であって、全数調査の場合には生じません。一方、統計調査における標本誤差以外の誤差をすべて「非標本誤差」といいます。先の項目で紹介した測定誤差は、非標本誤差の一例であり、全数調査と標本調査のどちらにも生じます。

テレビ視聴率1％ほどの数字に一喜一憂するのは、標本誤差を考慮するとあまり意味はありません。誤差を含めることを忘れてしまうと、統計の落とし穴にはまります。

なお、標本誤差を求めるときに重要になるのが標本標準誤差ＳＥ（「標準誤差」ともいう）でした。標本誤差と標準誤差は、よく似た言葉なので混同しないように注意しましょう。上の図は、標本標準誤差ＳＥ（標本平均の標準偏差〔①〕と標本比率の標準偏差〔②〕）の式をまとめたものになります。

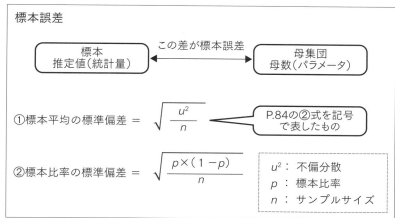

いろいろな変数

「変数」については、第2章の「確率変数と確率分布」で説明しましたが、その中で、統計の世界では収集したデータの数値を「ある特定の確率分布に従う確率変数」とみなすことや、値と値の間がとびとびでなく、連続している場合には、範囲として確率変数をとらえることなどを紹介しました。

サイコロの目のように値がとびとびの変数を「離散変数」といい、長さや重さのように値が連続している変数を「連続変数」といいます。いずれにせよデータは数値として収集されています。こうしたデータを「量的データ（または数量データ）」といい、その変数を「量的変数」といいます。しかし、収集されるデータの中には、数値そのものでないものもあります。たとえば「好きな食べ物は何ですか」といったアンケート調査の場合、データは「ラーメン」「パンケーキ」というような数量では表せないものです。これを「質的データ（またはカテゴリーデータ）」といい、その変数を「質的変数」といいます。

上の図に質的データと量的データをまとめました。

質的データと量的データ

質的データ（カテゴリーデータ）	量的データ（数量データ）
質的変数	量的変数
名義尺度・順序尺度	間隔尺度・比例尺度

変数の4つの尺度

質的データ（カテゴリーデータ）

名義尺度	他と識別するためだけの尺度。大小関係（順序）がない。変数に番号をつけても、その計算には意味がない
順序尺度	大小関係や順序に意味がある尺度。順位の間隔が一定とは限らないので、数値の計算には意味がない

量的データ（数量データ）

間隔尺度	数値の順序に意味があり、その間隔が等間隔になる尺度。足し算・引き算は意味があるが、掛け算・割り算にはない
比例尺度	数値の順序、等間隔、比例関係の性質をすべてもつ尺度。0という数値は「ない」を意味する

統計学では、変数をその性質によって4つの「尺度」に分類され、質的データには「名義尺度」と「順序尺度」が、量的データには「間隔尺度」と「比例尺度」が含まれます（上図）。

①名義尺度…性別（男、女）、出身地（北海道、沖縄など）、好きな食べ物（ラーメン、パンケーキなど）、職業（医師、看護師など）のような、他と識別するためだけの尺度です。大小関係がなく、仮に「1北海道、2青森…」などと数字で番号をつけたとしても、その数字の計算には意味がありません。代表値には最頻値を使います。

②順序尺度…マラソンの順位、通知表の5段階評価、英語検定の階級、病気の重篤度のような、大小関係や順序に意味がある尺度です。しかし順位の間隔は必ずしも一定でない（1位～2位の差は、2位～3位の差と同じとは限らない）ので、やはり計算に意味がなく、代表値としては中央値が適切です。

〔練習問題〕

次の変数は、名義尺度・順序尺度・間隔尺度・比例尺度のうちどれでしょう。

1. 血液型（A型、O型、B型、AB型）
2. 患部の痛みの程度（軽度、中等度、高度）
3. 外来で測る血圧の値
4. 西暦年数（1996年、2020年など）
5. 看護師の職務満足度（とても満足、まあまあ満足、やや不満、不満足…）
6. 健康診断で検査する赤血球数（RBC）

③間隔尺度…時刻（午後0時、午後1時など）、摂氏温度（−1℃、0℃、1℃など）のように、数値の順序に意味があるだけでなく、その間隔が等しい尺度です。数値が等間隔（1時と2時、2時と3時の間隔は等しい）になっているので数値同士の足し算、引き算に意味があります。しかし、数値に比例関係はない（気温30℃は15℃と比べて2倍の暑さだとはいえない）ので、数値同士の掛け算、割り算には意味がありません。代表値には平均値を使うことができます。

④比例尺度…身長、体重、病院に入院している患者数など、数値の順序、等間隔、比例関係のすべての性質をもつ尺度です。間隔尺度と混同しやすいですが、間隔尺度では0という数値は「ない」を意味しない（0℃は温度がないという意味ではない）のに対し、比例尺度では0という数値は「ない」を意味する（0kgは重さがないことを意味する）という点で区別します。なお、時刻は間隔尺度ですが、1時間、2時間といった経過時間は比例尺度になります。

右ページの練習問題にチャレンジしてみてください。まずは、質的データと量的データのいずれであるかを考えるとよいでしょう（解答はこのページの左側にあります）。

アンケート調査などを実施して、データを収集し、さらに集計する際には、その扱おうとする変数が４つの尺度のうちどれに分類されるのかを、事前に理解しておくことがとても大切です

〔練習問題の解答〕

1. 血液型がＡ型、Ｏ型であるといったデータは、他の血液型と区別する意味しかない。順序なども関係がないので、名義尺度である。

2. 痛みの程度（軽度、中等度、高度）には順序がある。しかし、その間隔は等間隔とはいえないので、順序尺度である。

3. 血圧の値は、数値の順序、等間隔、比例関係のすべての性質をもつので、比例尺度である。
0mmHgは血圧が「ない」ことを意味する。

4. 西暦年数は数値に順序があり、等間隔なので、間隔尺度である。
０年という数値はその年が「ない」ことを意味しない（国際規格ISO8601では、西暦１年の前年にあたる紀元前１年を西暦０年に設定する）。

5. 職務満足度は、２の痛みの程度と同様、順序はあるが等間隔とはいえず、順序尺度である。

6. 赤血球数は、数値の順序、等間隔、比例関係のすべての性質をもつので、比例尺度である。
0/μLは赤血球が「ない」ことを意味する。

データの集計

第2章では、英語の先生がテストの結果を集計して、度数分布表やヒストグラム（柱状グラフ）を作成する例を紹介しました。ここでのテストの点数は量的データですね。

では、質的データの場合はどのように集計すればよいのでしょうか。下の図は、ある看護学校で行った学生の進路希望調査の結果を表にしたものです。将来高機能の大学病院で勤務したい人もいれば、在宅で高齢者に寄り添ったケアをしたい人もいますし、ホスピスのような終末期ケアに使命感を持つ人もいます。もちろん、この表だけでも学生の希望の傾向を理解することは可能ですが、もう少し直感的に、しかも後々何か分析がしてみたくなるような集計の仕方はないでしょうか。そのときに、結果のグラフ化は大変役に立ちます。

ある看護学校の進路希望調査結果

男　性	人　数
大学病院での看護	20
ホスピスでの終末期看護	11
精神病院での看護	10
地域のクリニックでの看護	8
海外協力	7

女　性	人　数
地域のクリニックでの看護	45
大学病院での看護	36
訪問看護	22
ホスピスでの終末期看護	18
海外協力	6

左の図は、表の結果を3つのグラフにしたものです。上から、「折れ線グラフ」「棒グラフ」「円グラフ」の順に並んでいます。ここからいくつかのことがわかります。まずX軸が進路希望のような名義尺度で表される離散変数の場合、折れ線グラフよりも棒グラフの

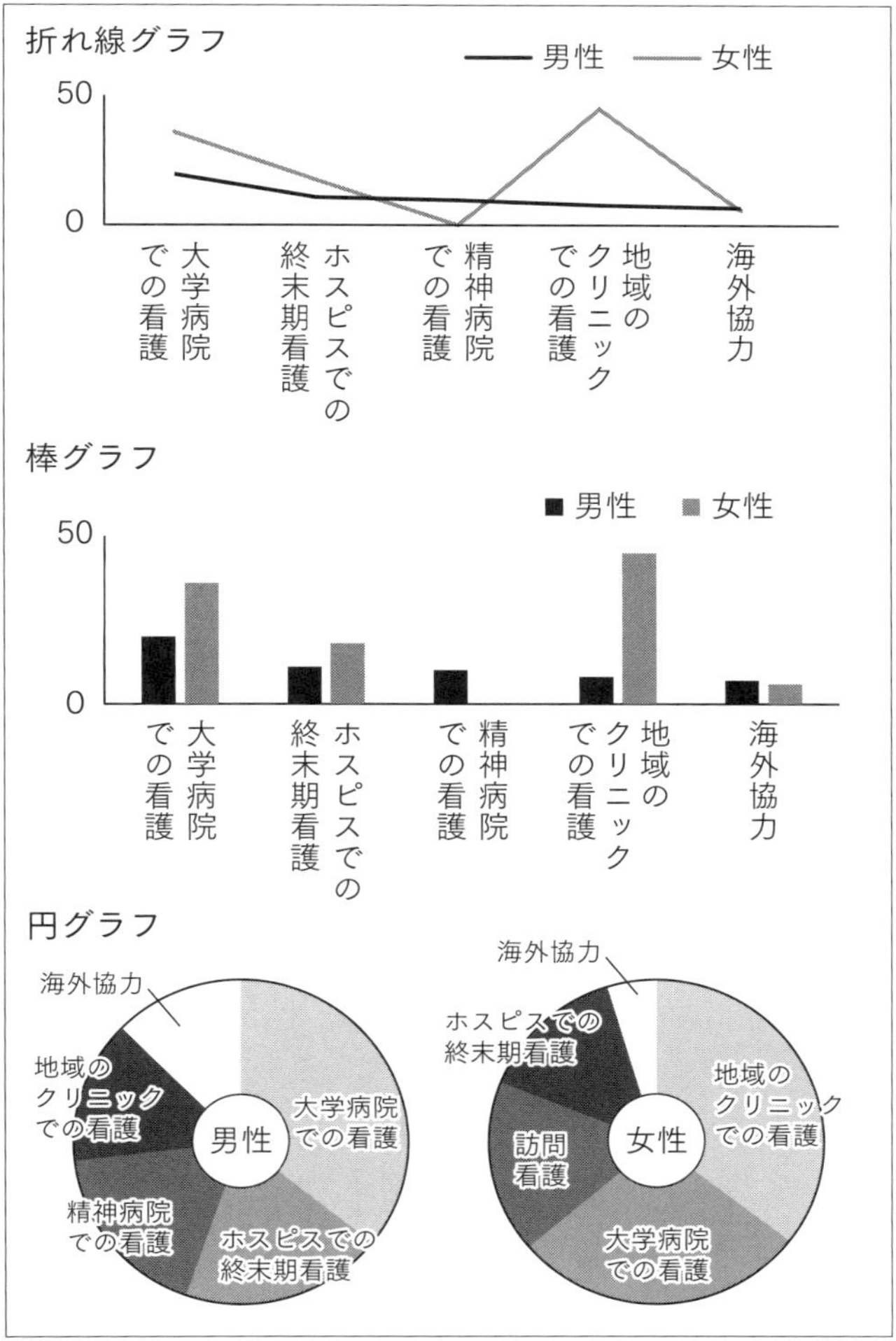

男女10名ずつに聞いた将来の希望

	男　性	女　性
大学病院での看護	6	2
ホスピスでの終末期看護	1	3
精神病院での看護	2	1
地域のクリニックでの看護	1	2
海外協力	0	2

ほうが見やすいのではないでしょうか。特に男性と女性とを比較したいときなど、棒グラフのほうが比較もできることがおわかりいただけると思います。一般に、X軸が離散変数であれば棒グラフ、連続変数（たとえばある希望の項目について10年間の変化を見るなど）の場合には折れ線グラフが適していると考えられます。また、円グラフでは、人数の実数の代わりに全体数に占める割合（%）で表示されていることに注意してください。つまり円グラフは割合を示す場合に適しているのです。

データの集計でもう一つのポイントといえば、2つ以上の項目（情報）を一枚の表やグラフに表すことで、ある属性ごとの好みや希望といったものを比較できることです。先ほどの看護学校での進路希望について、今度は男性10人、女性10人に代表して聞いてみたとしましょう（これまで学んできた「標本調査」ですね）。上の表はその結果表です。

今度は、この表の各項目について、男女の合計を100としたときのそれぞれの割合を出すと、次ページのようになります。この結果を次ページの上の表のように「帯グラフ」で表してみます。こうすることで、男女の進路希望の傾向がよりはっきりとつかめるかもしれません。

グラフ化の例

男女の合計を100としたときの割合

	男　性	女　性
大学病院での看護	0.75	0.25
ホスピスでの終末期看護	0.25	0.75
精神病院での看護	0.66	0.34
地域のクリニックでの看護	0.34	0.66
海外協力	0	1

男女の希望に関する帯グラフ

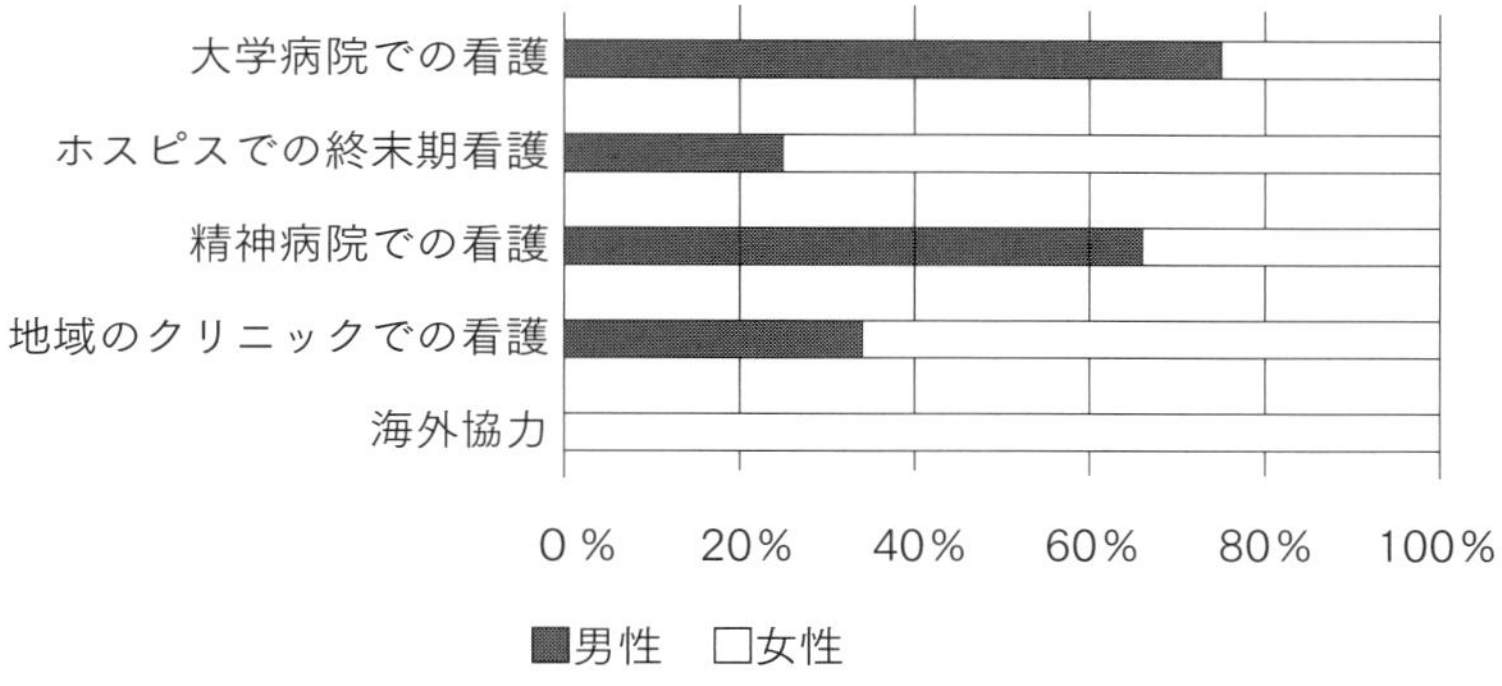

男女別進路希望のクロス集計表

	大学病院での看護	ホスピスでの終末期看護	精神病院での看護	地域のクリニックでの看護	海外協力	合計
男性	6	1	2	1	0	10
女性	2	3	1	2	2	10
合計	8	4	3	3	2	20

さらに、性別と進路希望という2つの質的変数を合わせた表、すなわち「クロス集計表」を作成することができます。

クロス集計表には、必ず各行と各列それぞれの合計と全部の合計を示します。これら各行と各列の合計がわかっている場合、たとえば男性の最初の4つの行の値がわかると、残りの値は行の合計から差し引くことで求められます。このようにx個の値がわかると残りの値もすべてわかる場合、「自由度x」といいます。上の例では「自由度4」ということですね。

χ^2検定（カイ二乗検定）

第2章の仮説検定（t検定）の説明で用いた、入院患者Aさんの血圧測定データを使って、もう一つの仮説検定法である「χ^2検定（カイ二乗検定）」について説明しましょう。

先述のt検定は、Aさんの日ごろの血圧値、つまり「平均的」な血圧値に対して測定した血圧値がその値に近いかどうか、言い換えると母標本の平均のばらつき（分布）に対して、得られた小標本の平均値のばらつきが似ているかどうかを確かめることを目的としていました。そして母標本の分布は暗黙のうちに「正規分布」を仮定していました。しかし、χ^2検定では、母標本から観察されたある値の分布の「期待値」が、小標本でも同じように「期待」できるかどうか、言い換えるとそもそも母標本と小標本の分布は同じかどうか、それとも小標本は母標本とは異なる分布をもつと考えるべきなのか、を確かめることが目的となります。

ややこしく思われるかもしれませんが、t検定は、あらかじめ「正規分布」という分布の中に観察値が収まっていることを前提に、その平均値の違いの有無を調べるのに対して、χ^2検定は、そもそも観察された標本の値がどんな分布をもつのかについて強い予見はなく、χ^2分布（カイ二乗分布）という変化しやすい分布を想定している、という違いがあるのです。

Aさんの血圧測定結果とχ^2値（カイ二乗値）

測定日	測定値	Aさんの普段の血圧値（期待値）	測定値と期待値の差	差の二乗	差の二乗÷期待値
1日目	122	110	12	144	1.3091
2日目	112	110	2	4	0.0364
3日目	107	110	−3	9	0.0818
4日目	118	110	8	64	0.5818
5日目	111	110	1	1	0.0091
6日目	102	110	−8	64	0.5818
7日目	124	110	14	196	1.7818
合計	—	—	26	482	4.3818

さて、先ほどのAさんの血圧測定値から上の表を作りました。ここで測定値に対して日ごろのAさんの血圧値が「期待値」となっていること、そして測定値と期待値の「差」を2乗した値が登場していることに注意してください。そして最後に、「差」の2乗の合計を期待値で割った値が出ています。この値を「χ^2値（カイ二乗値）」といいます。このχ^2値を検定することを「χ^2検定」というわけです。

χ^2分布にどの程度適合しているかを検定するので「適合度検定」ともいいます。複雑な説明を省いてポイントだけを示すと、χ^2検定の公式は、上の図のようになります。

χ^2検定（カイ二乗検定）の公式

$$\chi^2値 = \frac{(実測値 - 期待値)^2}{期待値}$$

χ^2検定は、文字通り検定に利用する分布はχ^2分布なのですが、このχ^2分布は自由度（検定すべきデータの数からマイナス1）によって分布の形状が異なります。

今回血圧測定は7日間実施したの

で、データの自由度は7から1を引いて6となります。そして、「Aさんの7日間の血圧測定結果の分布は、Aさんの日ごろの血圧値の分布と違いがない」という帰無仮説（H＝0）に対して、「違いがある（すなわち、今回の7日間の観測値は異常である）」という対立仮説（H≠0）が成り立つかどうかを検定します。

検定の方法は、得られたχ^2値に対して、自由度6に対応する「χ^2分布表」（カイ二乗分布表）の値と比較（つまりt検定と同じ作業）をすることです。t検定で説明したように、有意水準を5％（＝0・05）に設定し、「自由度6、有意水準0・05」のχ^2値を「χ^2分布表」で確認すると、12・592という値が得られました。Aさんの血圧値から得られたχ^2値は4・3818ですから、「χ^2分布表」の12・592より小さいので、帰無仮説は棄却されません。

したがって、χ^2検定による結果は「Aさんの7日間の血圧測定値はいつもの測定値と大きな違いはない」ということになります（この結果は第2章で説明したt検定の結果と同じであることも確認しましょう）。

なお、次ページの図の曲線は、自由度が1、3、5、10、20の場合のグラフのχ^2分布に自由度6を加えたものです。このように自由度が変わるとグラフの形状、つまり分布の仕方が大きく変わっていることがわかります。t検定が正規分布を前提としているのに対して、χ^2検定が分布を事前に仮定しない柔軟な検定法であるといわれるのはこのためです。

χ_2分布表とχ_2分布のグラフ

χ_2分布表

自由度 \ 上側確率	⋯	0.100	0.050	0.025	0.01	0.005
1	⋯	2.706	3.841	5.024	6.635	7.879
2	・・・	4.605	5.991	7.378	9.210	10.597
3	・・・	6.251	7.815	9.348	11.345	12.838
4	・・・	7.779	9.488	11.143	13.277	14.860
5	・・・	9.236	11.070	12.833	15.086	16.750
6	・・・	10.645	12.592	14.449	16.812	18.548
7	・・・	12.017	14.067	16.013	18.475	20.278
8	・・・	13.362	15.507	17.535	20.090	21.955
9	・・・	14.684	16.919	19.023	21.666	23.589
10	・・・	15.987	18.307	20.483	23.209	25.188

χ_2分布のグラフ（自由度６）

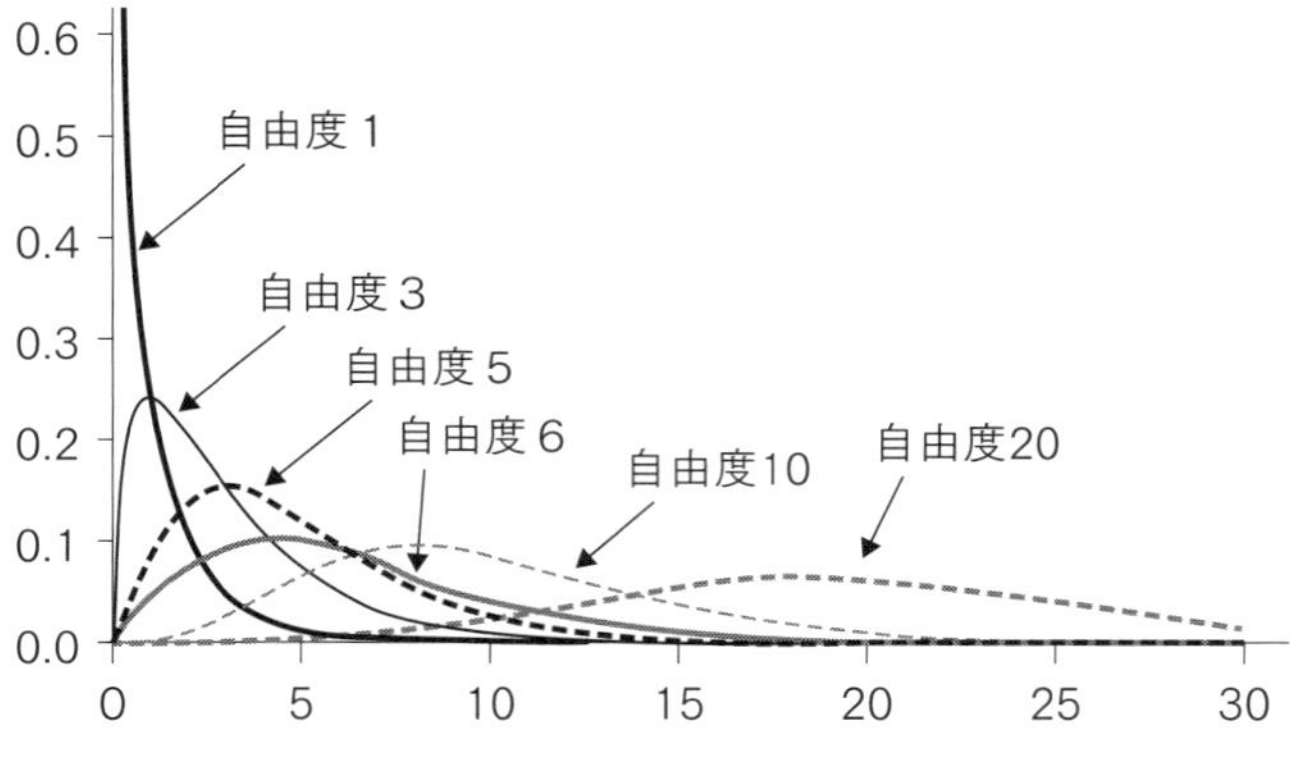

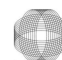

相関関係と因果関係

これまで統計には必ず誤差（標本誤差、非標本誤差）が含まれることや、代表値として平均値を使う場合には「外れ値」の影響を考慮する必要があること、また、標本調査においてサンプルの抽出にバイアスがかかっていると母集団の推測がうまくできないことなど、様々な統計の落とし穴について紹介してきました。ここでは、相関関係と因果関係の混同というもう一つの落とし穴について考えてみましょう。

「相関関係」とは、2つの変数の間で「一方が増減すると他方も増減する」という関係をいい、一方が増加したとき、他方も増加する場合を「正の相関」、一方が増加したとき、他方が減少する場合を「負の相関」といいます。

次ページの図にある「相関係数」というのは相関関係の強さを表す指標で、−1から1までの値をとります。正の相関が強いほど相関係数は1に近づき、負の相関が強いほど−1に近づきます。2つの変数の一方を縦軸、もう一方を横軸にとった平面上に2変数の関連を示す点を書き入れた図を「散布図」といいます。散布図を見ると、相関係数が1に近い正の相関ほど右上がり、相関係数が−1に近い負の相関ほど右下がりの傾向が現れます。カイ二乗検定は、2変数が質的変数（名義尺度）である場合に、その2変数間に関連があるかどうかを判定するものでしたが、2つの変数が量的変数（間隔尺度、比例尺度）または順序尺度である場合には、相関係数が関連性を表す指標となります。

相関関係の散布図と相関係数

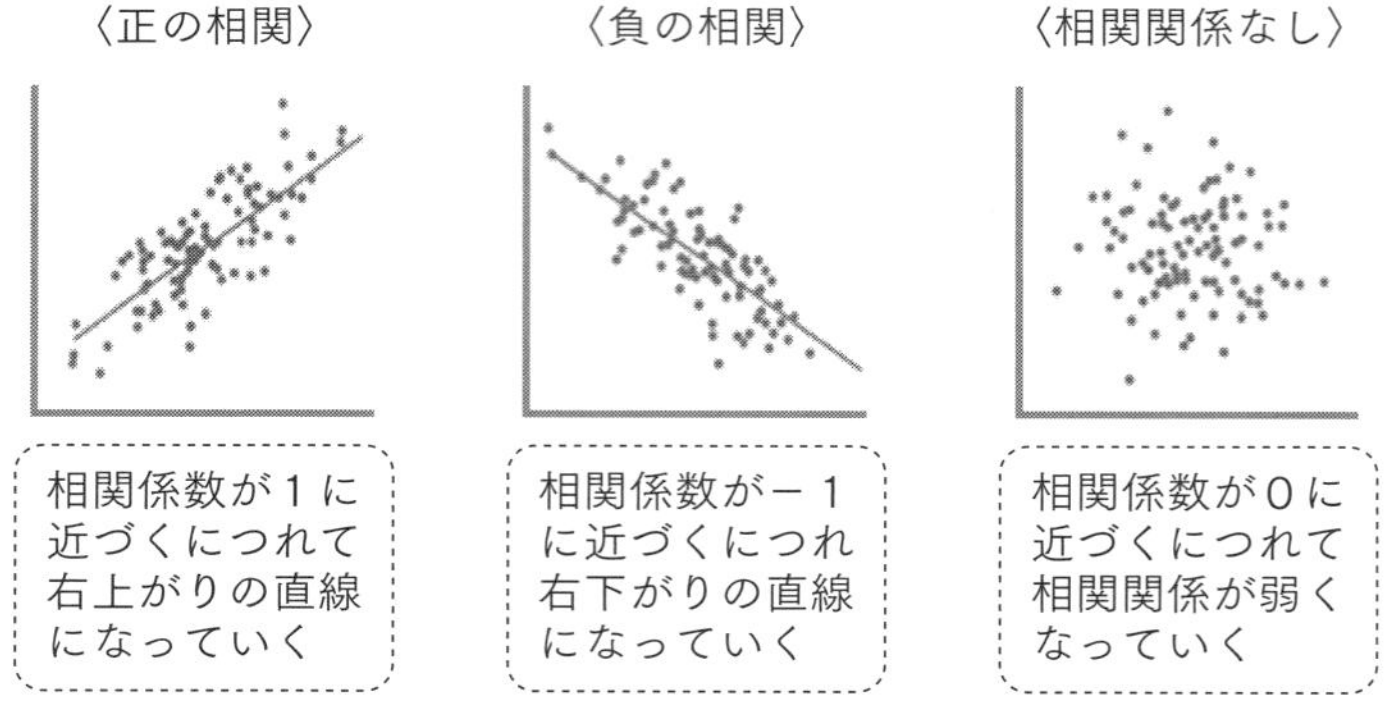
〈正の相関〉
〈負の相関〉
〈相関関係なし〉
相関係数が１に近づくにつれて右上がりの直線になっていく
相関係数が－１に近づくにつれ右下がりの直線になっていく
相関係数が０に近づくにつれて相関関係が弱くなっていく

それでは、相関関係がある2つの変数間に「因果関係」が必ず存在するのでしょうか。

因果関係とは、2つの変数AとBとの間に、「Aが原因となってBという結果が起こる」という関係をいいます。たとえば、Aが「ある日の気温」、Bが「その日のアイスクリームの売上げ」として、正の相関がみられた場合、AがBの原因になっていることがわかります。次に、Aが「ある町の警察官の数」、Bが「その町の犯罪発生件数」として、正の相関がみられた場合、果たしてAがBの原因といえるでしょうか。

警察官の数が多いほど犯罪の数が増えるというのは何か違和感がありますね。これは「逆の因果関係」といって、原因と結果を逆に捉えてしまっているのです。警察官が多いから犯罪が増えたのではなく、犯罪が多く発生する町だから警察官の数を増やしたのでしょう。また、Aが「ある人のダイエット食品摂取量」、Bが「その人の体重」として、これも負ではなく正の相関がみられた場合、やはりダイエット食品

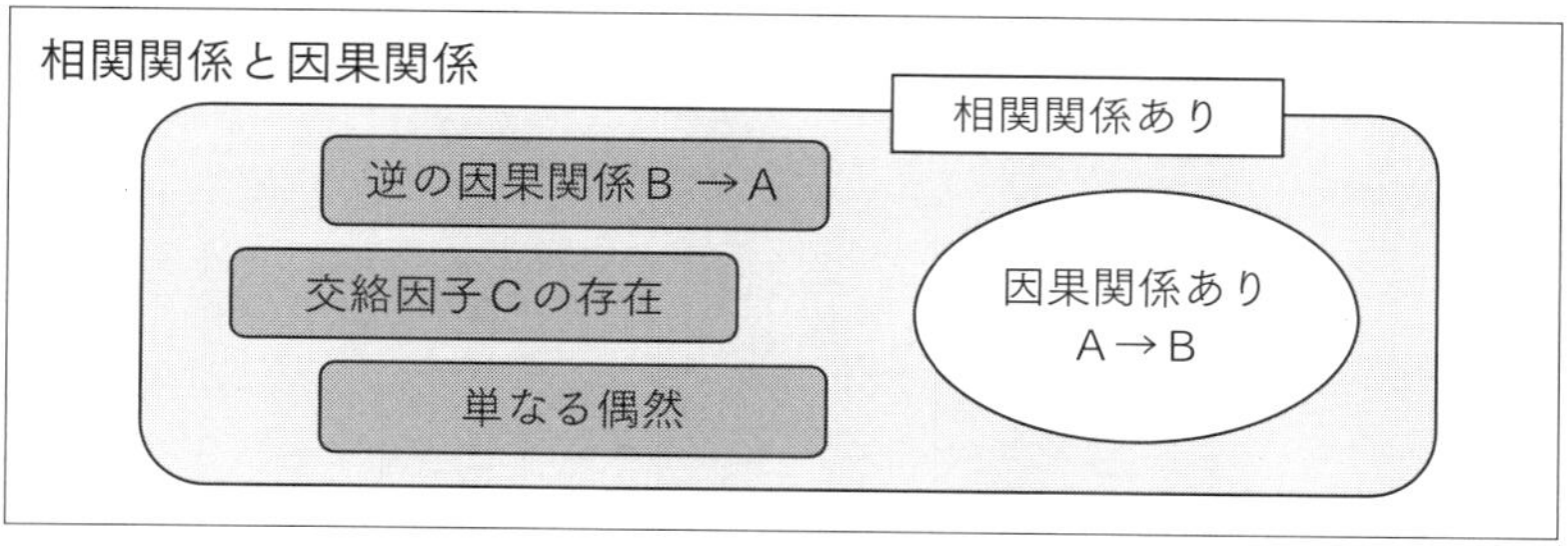

を多く摂取するから体重が増えたのではなく、体重が増えたからダイエット食品を多く摂取したという「逆の因果関係」となるわけです。このようにAとBの間に相関関係があるからといって、必ずしもAがBの原因とはいえないのです。例として、Aが「戦闘ゲームをしていた時間」、Bが「非行に走る確率」として、もし正の相関がみられたとしても、戦闘ゲームをすると非行に走るという因果関係は成立しません。この場合、AとB双方の原因となるC「暴力的な性格をもつ」という別の因子が存在するのです。このような因子のことを「交絡因子」といいます。また、A「自称『雨女』が参加した数」とB「同窓会が雨になる確率」などは、たとえ正の相関がみられたとしても、単なる偶然に過ぎないと考えられるでしょう。

つまり、2つの変数AとBの間に相関関係が認められても、A→Bという因果関係には、「逆の因果関係B→A」、「交絡因子Cの存在」、「単なる偶然」といったケースを考慮する必要があるということです。A→Bという因果関係を主張するためには、まずAとBの間に相関関係がなければならず、また相関関係が認められた場合でも、上の図の灰色の部分の存在を忘れていると、落とし穴にはまります。相関関係と因果関係の混同には、十分気をつけましょう。

第4章

統計知識を応用する

～実践的アンケート調査の方法～

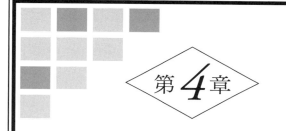

アンケート調査の目的と対象を考える

1　アンケート調査とは

みなさんは、学生時代あるいは看護の現場で、アンケート調査を行った経験をお持ちかもしれません。明らかにしたいテーマがあり、そのテーマについて人々がどのように感じたり考えたりしているのかを知りたいとき、調査票で（最近ではスマートフォンのツイッター機能等を使って）聞きたい項目に答えてもらうことで、多くの情報を比較的簡単に収集できるのがアンケート調査の利点です。しかし、このような利点をもったアンケート調査も、質問の仕方や答えの集め方、さらに分析の仕方を誤ると、せっかくの貴重な情報が台無しになり、明らかにしたいことにたどり着くことができなくなります。つまり、アンケート調査は、ただ聞きたいことを聞けばよいのではなく、どのような質問を、どのような形式で聞き、どのように答えてもらって、それをどう分析するか、ということが前もって十分にデザインされていないと、決して有効な調査方法にならないのです。

そこで本章では、できるだけ看護現場にかかわりのある例を使って、アンケート調査のデザインと分析の実際を考えてみたいと思います。

2　調査の目的と対象を明確にする

アンケート調査をデザインする最初の作業は、アンケート調査で何を明らかにするのかという「調査の目的」をしっかり定めることです。そんな自明なことを今更と思われるかもしれませんが、意外にここがあいまいなままで調査を進めてしまう場合が少なくありません。たとえば、新人看護師の意識調査をするという場合、調査の目的は何でしょうか。〝意識を探る〟というだけでは調査になりませんね。新人看護師の〝意識〟と一口に言っても、就職前と就職後で仕事の厳しさに関する自分の認識がどう変わったか、ということもあれば、先輩との関係が上手くいっているかどうかも知りたいところです。さらに新人の新鮮な目線で勤務している病院の働きやすさや、職員の患者さんへの接し方についての意見を聞くことも、重要な意識調査の目的になり得ます。

そう考えると、アンケート調査で明らかにすべき事柄、つまり「調査の目的」にはそれなりの〝必要性〟と〝具体性〟が求められることになります。たとえば、「あなたは今の職場をどう思いますか？」→「好き・嫌い」といったことなら、仰々しくアンケート調査をしなくても、出会った新人に直接聞いてみればよいことです。しかし、「あなたはこの病院について、就職前に期待した通りの職場だったと感じていますか」と聞いて、もし「就職してみたら期待通りの職場ではなかった」という答えが返ってきた場合には、そこに大変重要なメッセージが込められているはずです。そこから病院における新人教育の再考や職場環境の改善といった、具体的なアクションが導き出せるからです。

アンケートの目的（４つのパターン）

① 〇〇は△△だろうか？
　例）入職３年目の看護師の職務満足度は低いのだろうか

② 〇〇はなぜ△△なのか？
　例）病棟師長と研修医の関係はなぜ悪いのだろうか

③ 〇〇をするためには□□をどうすべきか？
　例）看護師の離職を減らすには夜勤回数を減らすべきか

④ 〇〇と□□はどちらがより××か？
　例）外科系と内科系ではどちらの看護師の満足度が高いか

筆者は、アンケート調査の目的には、上の図の4つのパターンがあるのではないかと考えます。

上の図の①と④のパターンはよく似ていますが、①のパターンでは図の例にあるように、入職3年目の看護師の職務満足度の高さのみが関心の対象になっています。つまり、ここで聞きたいこと（＝調査の目的）は、入職3年目のできるだけ多くの看護師に質問をして、その度数（満足・不満足の答えの数）の傾向を知ることで達成されます。満足の度数が不満足の度数よりも高ければ、入職3年目の看護師の満足度は高いというわけです。

このことを統計学的な言葉で表現すれば、①のパターンは、入職3年目の看護師だけを調査対象として、「入職3年目の看護師」という母標本の性質の一部（＝仕事に満足しているかどうか）を明らかにする作業ということになります。

一方で④のパターンは、同じく母標本の性質（外科系と内科系の看護師の職務満足度）を知ることが意図されているのですが、それぞれの満足度の度数を知るだけでは、実はこの調査の目的を達成したことにはなりません。というのも、この質問の背景には、「外科系と内科系では、看護師の満足度に（様々な理由から）違いがあるのではないか」という暗黙の仮定が存在するからです（もしそうでなければ、外科、内科それぞれ別々に①のパターンのように満足度を尋ねればよいはずです）。つまり、④のパターンでは、外科系と内科系の看護師に満足度を聞くだけでなく、得られた回答の傾向の違いの有無を確認しなければなりません。

さらに、なぜ（why）、そのような違いが生じるのか、その理由も問うべきでしょう。違いの有無を確認するためには、統計的検定を行う必要があり、その違いをもたらす理由を知るためには、因果関係の分析が必要になります。ということは、アンケート調査を行う人が、少なくとも統計的検定や回帰分析などの知識をもっていないと、④のような質問のパターンは生きてこないことになります。

では、②と③のパターンはどうでしょうか。まず、②のパターンについては「なぜ△△なのか」という構造になっていますから、④のパターンと同様に、「なぜ＝why」を知るための因果関係の分析が必要です。一方、③のパターンでは、看護師の離職を減らすために「どう」すべきか、つまり「how」が問題になっています。加えて、②のパターンでは、病棟師長と研修医の関係性だけが問題になっているのに対して、③のパターンでは、離職を減らす方策としての夜勤回数の削減の是非が問題になっています。つまり、②のパターンでは病棟師長と研修医に「なぜ関係性が悪いと思うのか」を問えば調査の目的はおおむね達成されるのに対して、③のパターンでは、看護師に「夜勤回数を減らしたいですか」と尋ねるだけでは、離職低減の方策を具体的に検討するには不十分であることがわかります。なぜなら、もし「夜勤回数の多さ」が本当に看護師の離職の重要な要因なら、ほとんどの看護師が「減らしたい」と答えるでしょうし、この調査結果の通りにすべての看護師の夜勤を減らしてしまったら病棟業務は機能しなくなってしまうからです。したがって、もし看護師の夜勤回数削減の是非を問うのであれば、同時に現在の夜勤回数を減らすことによって生じる問題について、他職種の見解を問うなどの補足的調査が必要です。言い換えれば、②のパターンでは、調査対象を病棟師長と研修医だけに絞ればよいのに対して、③のパターンでは、調査対象を看護師以外にも拡大する必要があるということになります。なお、言うまでもなく②と③のパターンの調査を行う際には、④のパターンと同様に因果関係の分析を行うことが欠かせません。

以上の例でおわかりのように、アンケート調査の目的を明確にしていくと、実は誰に何を聞くべきかという調査対象も明らかになってきますし、同時に調査の目的に応じてどのような統計分析の手法を用いるかも自然と決まってくるのです。

アンケート調査のデザインにおける調査対象の明確化の重要性と、用いるべき統計手法の決定の重要さを理解していただけたと思いますので、次節では、どのような統計分析手法を用いるべきかを正しく決定するための要点をご紹介します。しかし、その前にもう一つ、アンケート調査に限らず調査全般にとって重要な「時間と時期」の問題にも触れておきます。

3　調査における時間／時期を知る

一般的に、調査には下の図にある４つの時間設定が可能です。

もし、アンケート調査で、単に「あなたは○○をどう思いますか」と聞いたとすると（これを「1時点調査」といいます）、得られた回答は通常回答者の「その日」の意識や意見であると考えるべきでしょう（下図①）。ですから、もし調査者が調査対象者（以後「被験者」と呼ぶことにします）の直近一週間の気持ちを聞きたい、あるいはここ数か月の心の動きを知りたいと思うのであれば、アンケート調査で明確に指示をする必要があります。現時点からみて、時間をさかのぼって考えや意識を問う調査を「後ろ向き（レトロスペクティブ）調査」といいます（下図②）。

同じく「後ろ向き調査」に分類されるのが、「異時点間調査」です（下図③）。A時点とB時点の2時点の間で起こったことを調べる場合が多いので、「2時点間調査」といってもよいでしょう。

調査における４つの時間設定

① 調査当日の状態を知る
⇒１時点調査

② 調査当日までの状態を知る
⇒後ろ向き（レトロスペクティブ）調査

③ 過去のある時点と現時点での状態の変化を知る
⇒異時点間調査

④ 調査当日以降の状態を知る
⇒前向き（プロスペクティブ）調査

この調査の特徴は、A時点で起こったことと、B時点で起こったことを同じ視点から比較検討できるという点にあります。たとえば、ある時点（1年前）に病棟師長と研修医との間で観察された関係性が、今どうなっているのか、といったことに関心がある場合にこの調査が行われます。ここで、被験者が異なる（1年前に聞いた対象と今聞いている対象とが異なる）場合は、単に「異時点間調査」といい、1年前と同じ被験者に再度聞くような場合を「コホート調査」といいます。この調査方法は個人の意識や組織の状況が、時間の経過とともにどう変化したのかを知るのに大変有益で、医療分野だけでなく、社会科学の分野でもよく行われます。この時間的変化は、A時点とB時点での回答の傾向の違いの有無を統計的に検定できるだけでなく、コホートで調査された場合には、A時点でαと答えた人がB時点でも同様にαと答えた割合がどれほどかを知ることもできます。このような分析方法を「生存分析」といい、生命系の研究ではよく用いられます。

最後に「前向き（プロスペクティブ）調査」について説明しましょう。ここでは、ある時点以後に起こることを知りたいので、調査実施からすぐに回答が得られることはありません。2年後、5年後、長い場合は10年、20年といった調査期間を設けて、その間に何度か調査内容の変化を確認します（前ページ図④）。調査の目的から、前向き（プロスペクティブ）調査の被験者は同じ人、すなわち「コホート」であることが期待されます。現実的には、病院の看護研究などでこうした前向き調査を行うことは容易ではありませんが、たとえば、長期療養が必要な難病患者への看護の効果といったテーマであれば、前向き調査は大変重要な意義をもちます。

4　分析方法と出したい結果を関係づける

アンケート調査のデザインを行う際に、もう一つ知っておくべきことがあります。それは、「アンケートの結果の出し方」と「分析方法」が密接に関連しているという事実です。

出したい結果のかたちと分析方法

あなたがそのアンケート調査を通じてどのような結果を出したいのか、を明確にすることは、ある意味でアンケート調査の〝キモ〟といってもよい作業です。

調査から導かれる結果について、下の図のように５つのパターンに整理してみます。

図の①は、極めて単純な結果の出し方です。「○○は△△であった」ということをそのまま報告すればよいのですから、この場合、採用すべき分析方法は「単純集計」で十分だということになります。

調査から導かれる結果（５つのパターン）

① △△について、○○はＸ、□□はＹ、◇◇はＺであった
⇒単純集計

② ○○は△△と主張した（○○の主張は△△ということだった）
⇒口述記録

③ ○○の△△という意見は、□□という意味に整理できる
⇒事項整理・分類（因子分析）

④ ○○の△△という傾向は、場合や条件により違いがある（ない）
⇒因果関係分析（統計的検定等）

⑤ ○○が△△であるとき、□□は◇◇になる（ならない）
⇒因果関係分析（回帰分析等）

図の②は、①に似ていますが、どちらかといえば、「○○の主張」の中身について関心があるので、結果を数値だけで表すのは不十分です。そこで、教育学や看護学分野でよく用いられる「口述記録の分析（ナラティブ分析）」が望ましいと考えられます。なお、①と②は、前節で紹介したアンケート調査の目的では、①のパターンに対応しています。

図の③は、しばしば看護研究でみられる結果の出し方です。いろいろな病棟の看護師の意見を集め、それをいくつかの特徴的な傾向に分類することで、看護師の問題意識が明確にできます。因子分析という統計手法は、まさにこのような目的に合致しています。

図の④は、前節のアンケート調査の目的の④のパターンに対応するもので、こうした結果を出すためには、統計的検定（t検定やカイ2乗検定）が有効になります。

そして、最後に図の⑤の結果は、○○がある条件のもとで□□になるのか、◇◇になるのかを述べるものですから、そこでは因果関係を明らかにする統計的分析が必要になります。よく用いられる分析手法は、回帰分析や分散・共分散分析でしょう（これらの分析の簡単な利用例は本章後半で、またより具体的な利用例は本書の続編で説明します）。

5　アンケート調査の2W1H＋3W＋1W

アンケート調査のデザインでは、これまで紹介した事柄を含んだ調査のフレームワークを作成することで、調査にかかわるすべての人が理解でき、わかりやすいものにすることが重要です。ここでは、そのフレームワーク、すなわち、①明らかにしたいこと、②対象者と調査期間、③用いる分析手法、を可視化してみましょう。

フレームワークの各キーワードについては、あらためて説明する必要はないと思いますので、アンケート調査を開始しようと思い立ったとき、左の図の２Ｗ１Ｈ＋３Ｗ＋１Ｗのフレームワークを思い浮かべて、それぞれのキーワードにみなさんの目的に対応した内容を書き込んでみてください。そしてこれを調査にかかわるすべての人と共有できれば、調査の目的から分析までの流れがブレずに理解できるでしょう。

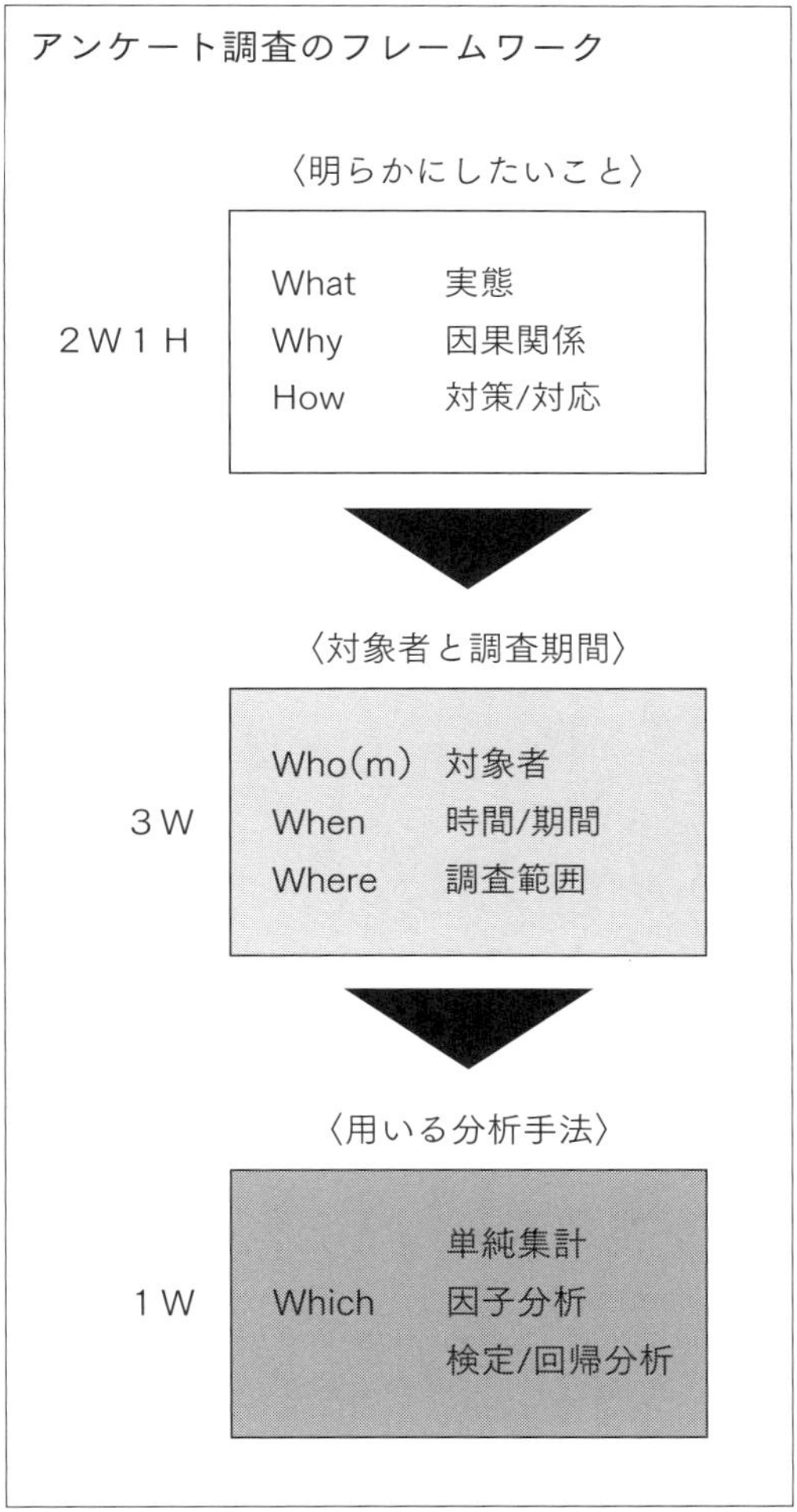

アンケート調査のデザイン

調査の目的、対象、分析方法との関係（＝フレームワーク）がしっかり決まれば、これをベースにアンケート調査をデザインしていきます。

1　分析方法と質問との対応を考える

調査票の作成で、まず考えなければならない〝キモ〟は、分析方法に適合した質問をするということです。次ページの表❶は、分析方法とそれに対応した「質問の仕方」を例示したものです。くどいようですが、この表が「分析の方法」から「調査票の質問」という対応になっていることに注意してください。つまり、どのような分析をするかを決めてから調査票の質問を決めれば、あとで「しまった、もっと違う聞き方をすればよかった」と後悔しないで済むのです。

2　質問を考える　～質的分析と量的分析～

では、具体的にどのような「質問の仕方」が有効なのでしょうか。それを決める際に頭に置いておきたいことは、アンケート調査で明らかにしたいことが「事柄（好き・嫌い、

表❶ 調査票作成の基本

	分析方法	調査票の質問
単純集計	観察・収集された変量の絶対値や変化量、割合などをそのまま報告。あるいは平均、分散、最大値と最小値といった記述統計の状況と合わせて報告する	回答は数値でも言葉でも可能なため、比較的自由な形式の調査票が作成できる。例①「あなたは〇〇についてどう思いますか？」、例②「あなたの〇〇についての意見に一番近いものを以下（1）～（5）の中から選んでください」
分類（因子分析）	ある課題について複数の対象に複数の項目を尋ね、その回答に潜在的に存在する共通の要素を抽出する。観察された変量は多様な要素が合成されたものという前提で、それを要素ごとに分解するのが因子分析の目的	単純集計と同様
比較検討（統計的検定）	観察・収集された変量の「母標本」の属性の違いが、変量の値の違いを反映しているかどうかを検討する。例）看護師の職務満足度（＝観察された変量）が内科病院と外科病棟(母標本の属性）で異なるかを知りたいような場合	回答は数値であること。 例）①「あなたの一週間の残業時間は何時間ですか？」、例②「あなたは自分自身の実力をどう評価していますか？　以下の1（全く実力はない）～5（大いに実力がある）のうちから選んでください」
因果関係（回帰分析等）	観察・収集された変量の関係をみる。単に2変量間に類似の傾向があるかをみる場合には「相関分析」が、一方の変量が他方の変量に及ぼす影響をみる場合には「因果関係」が分析される。変量は連続的な整数、1,2,3などのカテゴリー数、「はい・いいえ」などの離散的な数値をとるが、影響を受ける側の変量がどのタイプの数値かによって、分析方法は異なる	回答は数値であってもカテゴリーであってもよい。例）あなたは〇〇について知っていますか？ ⇒「はい・いいえ」ではなく、 1．全く知らない 2．あまり知らない 3．少し知っている 4．よく知っている

量的分析をしたい

問：あなたの一日の業務について、それぞれどれくらい従事していますか。以下の各業務について、従事の割合を記入してください（おおよその割合で結構です。ただし全業務の合計が100になるようにお答えください。従事していない業務は0と記入してください）。

1）申し送り業務（　　%）　　2）投薬指示確認・準備業務（　　%）
3）患者検温等業務（　　%）　　4）患者清拭業務（　　%）
5）喫食補助業務（　　%）　　6）服薬指導業務（　　%）
7）患者移動補助業（　　%）　　8）検査・手術等付き添い業務（　　%）
9）サマリー記入業務（　　%）　　10）会議/研修会等出席（　　%）
11）その他（上記にふくまれない業務）（　　%）

問：あなたは現在の自身の仕事内容について、どのくらい満足していますか。以下の各項目について「非常に満足している」を100点としたときの、あなたの感じる点数を記載してください。

1）看護師としてのやりがい（　　点）　　2）業務に対する報酬（　　点）
3）医師との協力関係（　　点）　　4）専門性の発揮度（　　点）
5）主体的な業務遂行（　　点）　　6）患者との関係性（　　点）
7）上司との関係性（　　点）　　8）同僚や後輩との関係性（　　点）

問：あなたが仕事をするうえでの悩みについておたずねします。以下の各項目について、「全く悩みがない」状態を100点としたときの、あなたの感じる点数を記載してください。

1）同僚や後輩との人間関係（　　点）　　2）上司との関係性（　　点）
3）医師との仕事上の関係（　　点）　　4）患者との関係性（　　点）
5）看護師としての将来設計（　　点）　　6）家庭との両立（　　点）
7）自身への病院からの評価（　　点）　　8）その他（　　点）

表❷ 質的分析と量的分析（質問の具体例）

	質的分析をしたい
業務内容	問：あなたは一日のうちにどんな業務をしていますか。 以下のうちあてはまるものをすべて選んで○をしてください。 1）申し送り業務　2）投薬指示確認・準備業務 3）患者検温等業務　4）患者清拭業務 5）喫食補助業務　6）服薬指導業務 7）患者移動補助業務　8）検査・手術等付き添い業務 9）サマリー記入業務　10）会議/研修会等出席 11）その他（上記に含まれない業務）
職務満足	問：あなたは現在の自身の仕事内容について、どのくらい満足していますか。以下の5つからもっともあてはまる気持ちを選んで○をしてください。 1）全く満足できない　2）どちらかというと不満である 3）どちらともいえない　4）どちらかといえば満足である 5）おおいに満足している
仕事上の悩み	問：あなたが今仕事をするうえで悩んでいることは何ですか。各項目について（1：全く当てはまらない～5：よく当てはまる）のうちもっとも当てはまる数字に○をしてください。 1）他者との意思疎通がとりにくい （①同僚、②上司、③病棟医師、④薬剤師や放射線技師、⑤患者や家族） 2）看護師としての将来ビジョンが見えない 3）家庭と仕事の両立ができるか心配 4）頑張っているが評価してもらえない 5）その他

A業務・B業務といった事柄）」の傾向なのか、それとも「数量（ボリューム）」の違いなのかを定めておくことです。ここでは、前者を「質的内容の分析」、後者を「量的内容の分析」と呼ぶことにします。例として、前ページの表❷に「業務内容に関する質問」「職務満足に関する質問」「仕事上の悩みに関する質問」について、それぞれ質的分析をしたい場合と量的分析をしたい場合の質問の具体例を挙げています。

3　回答率をあげる「仕掛け」を考える

アンケート調査の質問が確定したら、あるいはそれと並行して、被験者に正しく答えてもらえるような「仕掛け」を考えておく必要があります。たとえば、次ページの図の2つの質問を比べてみましょう。

質問Aも質問Bも、聞きたいことは「看護師が病棟勤務でいやだと思うこと」なのですが、みなさんはどちらが「答えやすい」あるいは「答えたい」と感じたでしょうか。質問Aの場合、選択肢の中のある事柄に普段から実際に不満を感じている人にとっては、それほど答えにくい質問ではないかもしれません。しかし、選択肢が普段あまり意識していないことばかりだとしたら、そこに順位をつけて答えるのはけっこう面倒で、しかもあまり気分の良い作業とはいえません。そもそも質問自体があまり面白くないので、ここはできるだけ被験者に「そうだなあ」と考えさせ、あまり面倒と思わずに回答してもらうことが肝心です。その場合、おそらく質問Bのような聞き方のほうが、すべての選択肢について質問Ａ　あなたが病棟での勤務中に感じるいやなことは何ですか？以下の１から５の中から一番いやなことと２番目にいやなことを挙げてください。

１．医師が高圧的に指示を出す
２．申し送りがいつも長い
３．大した理由もなくナースコールを押す患者がいる
４．ある時間帯に業務が集中する
５．なかなか休憩時間がとれない

質問Ｂ　あなたが病棟での勤務中に体験する以下の１から５について、あなたはどの程度我慢できますか？　１（全く我慢できない）から10（十分我慢できる）の10段階であなたの感じにもっとも近い数字に○をしてください。

１．医師が高圧的に指示を出す
〔1　2　3　4　5　6　7　8　9　10〕

２．申し送りがいつも長い
〔1　2　3　4　5　6　7　8　9　10〕

３．大した理由もなくナースコールを押す患者がいる
〔1　2　3　4　5　6　7　8　9　10〕

４．ある時間帯に業務が集中する
〔1　2　3　4　5　6　7　8　9　10〕

５．なかなか休憩時間がとれない
〔1　2　3　4　5　6　7　8　9　10〕

「いやだと思う程度」で順番を決める必要もなく、感じたまま素直に答えられる可能性が高まると思います。もし質問者の意図が順位をつけることであったとしても、それは分析作業の中で質問者が行えばよいことなので、質問はできるだけ答えやすい、あるいは答えることに抵抗の少ない聞き方を選択するべきなのです。

4 必須な質問と付加的な質問

アンケート調査デザインの締めくくりに、アンケートで聞きたい事柄の代表例と、その際にぜひ聞いておくべき質問項目（必須項目）、加えて、できれば聞いておくと後々便利な項目（付加的項目）を次ページの表でご紹介しておきましょう。

ところで、なぜ付加的な質問が必要なのでしょうか。それは、付加的な質問が調査で知りたい事柄についての情報をより深める場合があるからです。たとえば、看護師の定着率について調べたいときには、おそらくみなさんは、看護師の年齢や経験年数、上司との関係や夜勤の頻度など、看護師自身に直接かかわりのある問題に注目するはずです。しかし、よく考えてみれば、人が仕事を続けるか否かを決断する際には、単に自分の気持ちや状態だけを考えているとは限りません。実は仕事を辞めたいけれど、家庭の事情があったり自分自身の（新しい仕事に就く上での）自信が不十分だったりということが影響している可能性があります。そうした間接的な理由についてもあらかじめ聞いておくことで、分析をより多角化でき、分析結果に予想外の成果をもたらすことが期待されるのです。

必須な質問と付加的な質問の例

<table>
<tr><th></th><th>質問（必須）</th><th>質問（付加）</th></tr>
<tr><td>看護師の定着率</td><td rowspan="2">・年齢、性別、経験年数
・診療科
・現在の仕事に対する満足度
・改善が必要と考える点（意識）
・将来の希望（看護師として）
・同僚、上司との関係（自己評価）
・他職種との関係（自己評価）
・夜勤頻度</td><td rowspan="2">・家族構成
・自己評価（自信、能力）
・残業時間
・上司、部下から見た評価
・休暇取得率</td></tr>
<tr><td>看護師の就労意識</td></tr>
<tr><td>看護師の生産性</td><td rowspan="2">・年齢、性別、経験年数
・診療科
・残業時間、業務別従事時間
・夜勤頻度
・他職種との関係（自己評価）
・休暇取得率</td><td rowspan="2"></td></tr>
<tr><td>看護師の経営への貢献</td></tr>
</table>

実際にアンケート調査をデザインしてみる

1　調査票の作成

それではいよいよ、実際にアンケート調査票をデザインしてみましょう。ここでの調査目的は、「看護部長であるあなたが、自分の病院で勤務する看護師がどんな問題意識をもって仕事をしているかを明らかにする」こととしてみます。すこしアバウトな目的かもしれませんが、あまり具体的な例ですと、病院ごとに直面する問題に大きな違いがあるため、あえて、やや抽象的な目的を取り上げてみました。

STEP 1　2W1H＋3W＋1Wを決める

はじめに看護師の問題意識をどのように把握するのか（＝調査者であるあなたはどのように把握したいのか）を決めましょう。先述の「2W1H＋3W＋1W」に沿って考えてみます。まず「明らかにしたいこと」（2W＋1H）は何でしょう。問題の質的な部分に注目して記述的に把握し、かつその違いの有無を病棟間で比較したい（＝what）のでしょうか、それとも問題の種類ごとの深刻さの程度（＝量的な程度）に注目して、その理由を

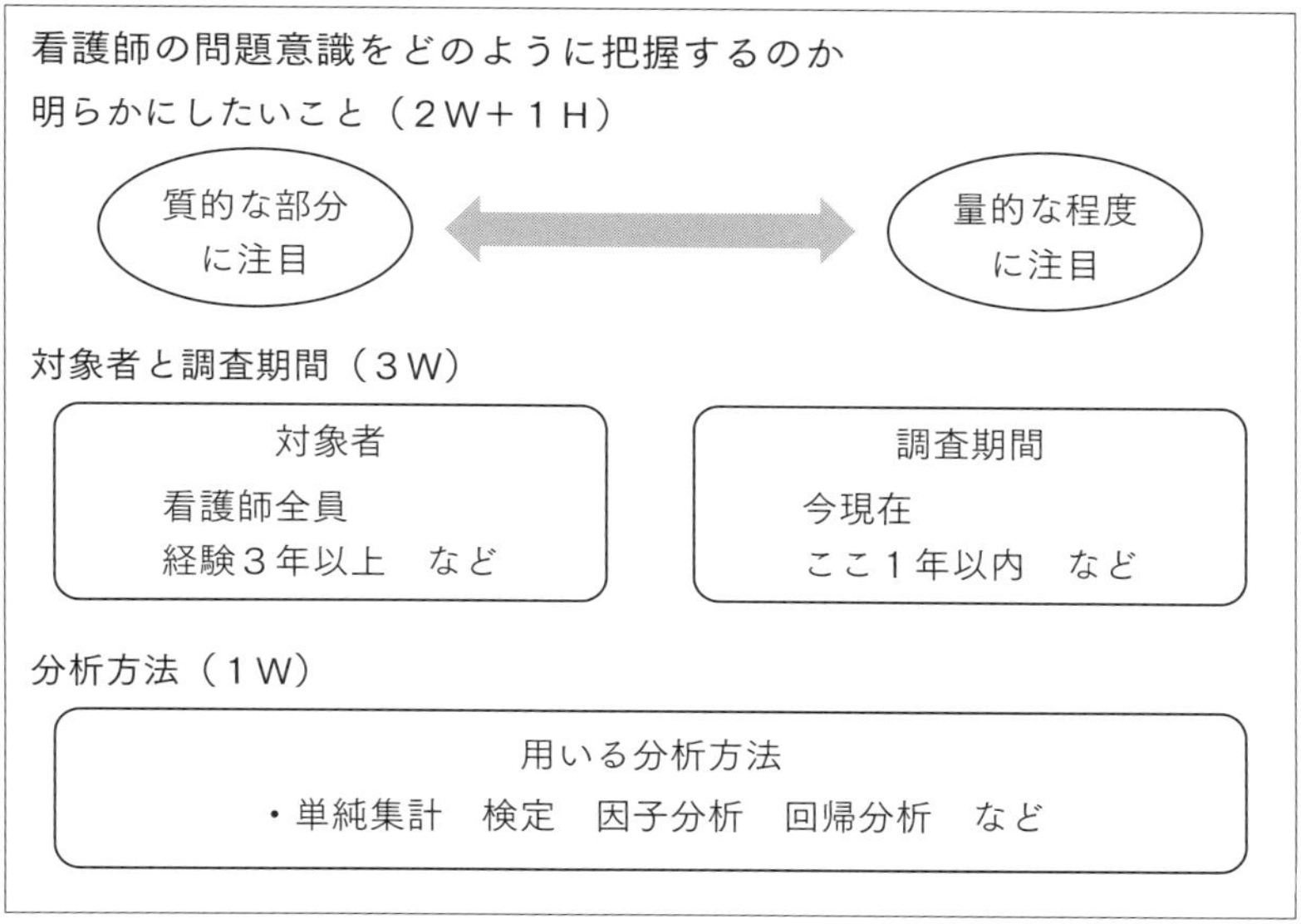

明らかにし（＝why）、同時にその対応策も考えたい（＝how）のでしょうか。

それが決まったら、次に「対象者と調査期間」（３Ｗ）を決めましょう。看護部長であれば、対象者は看護部すべての看護師ということになるかもしれませんが、ある病棟だけ、あるいは経験3年以上の看護師、というように母標本をセレクトすることも可能です。これはあなたの「明らかにしたいこと」が何であるかにかかわっています。また、問題意識がいつの時点のものかも調査者側がはっきり決めておかなければなりません。実は、この点について調査する側があまり明確に意識していない場合が多く、「あなたは○○をどう思いますか」と漠然と聞いてしまうと、答える側は、今現在のことを答えたらよいのか、かつてそのような問題意識をもったことがあるということまで含んだらよいのか戸惑ってしまい、結局、回答内容が調査者の知りたいこととズレてしまうという事態が生じます。それを避けるために、必ず「現在の」や「ここ1年以内の」といった時間の指定をすることが重要です。

ここまで決まれば、分析手法はおおよそ調査目的に対応して決まることになります。すなわち、現状を把握し病棟間での傾向の違いを確認するのであれば、「単純集計」と「検定」を行うことになり、問題意識の背景要因を探るのであれば「因子分析」や「回帰分析」といった手法を採用することになります。ただし、すべての調査方法に共通して、集まったデータの性質や簡単な傾向を把握するための「基本統計量（記述統計ともいいます）」を出すことが求められます（基本統計量についてはこの後説明します）。

STEP 2 質問項目を決めて調査票を作成する

次に質問項目を決めて調査票を作成します。このとき、どんな聞き方をするかは、ステップ1で決定した2W1H＋3W＋1Wによって異なります。次ページの図に、質的内容に注目して単純集計や検定を行う場合の聞き方と、問題の量的な把握に注目して統計解析にかける場合の聞き方の例を挙げます。

質的な内容と量的な程度に注目した聞き方の例

質的な内容に注目	問：あなたは今の職場で看護師として問題だと思うことはありますか。以下の各項目について、あてはまるものすべてに○をしてください。 Ｉ：仕事の環境に関すること １）必要な情報が管理職からスタッフにきちんと伝わらない ２）医師と看護師とのコミュニケーションが十分とれてない ３）治療上の指示があいまいで何度も確認しなければならない ４）何を依頼する場合でも手続きが煩雑で非効率的である II：処遇に関すること １）賃金水準が他病院より低い ２）研修や学会に出る機会がほとんどない ３）休暇がとりにくい ４）食堂や休憩室などの福利厚生が貧弱である III：医療提供体制に関すること １）待ち時間が長く、患者のクレームが多い ２）館内の照明が暗く、陰気な雰囲気である ３）患者が待ち時間を有効に過ごせるスペースがない ４）医師の説明が不十分なように感じる
量的な程度に注目	問：あなたは今の職場で看護師として問題だと思うことはありますか。以下の各項目について、問題の深刻さを１から５の数値で評価してお答えください（ただし１＝全く問題はない～５＝すぐに改善すべき非常に大きな問題である）。 Ｉ：仕事の環境に関すること １）必要な情報の管理職からスタッフへの伝達状況　１～５ ２）医師と看護師とのコミュニケーションの十分さ　１～５ ３）治療上の指示の明確さ　１～５ ４）業務依頼時の手続きの煩雑さ　１～５ II：処遇に関すること １）賃金水準　１～５ ２）研修学会などの自己研さんの機会の頻度　１～５ ３）休暇の取得度合い　１～５ ４）福利厚生の水準　１～５ III：医療提供体制に関すること １）待ち時間の長さとクレームの頻度　１～５ ２）館内の照明の明るさ　１～５ ３）患者待ち時間の有効利用の方策　１～５ ４）医師の説明の十分さ　１～５

この聞き方の違いはすでに十分おわかりだと思いますので、繰り返し説明することはしませんが、問題の深刻さやその要因を明らかにしたい場合には、回答は必ず量的に把握する必要があることを確認しましょう。

ここで、ぜひ知っておいていただきたいことがあります。それは、アンケート調査では「知りたいことに直接関係のある事柄だけを聞いたのでは、本当に知りたいことはわからない」ということです。

何やら禅問答のように思われるかもしれませんが、先の例で「知りたいこと」とは「看護師として問題だと思うこと」です。そして、それについて直接関係のある事柄が質問されているわけですが、この内容を聞いただけで、本当にあなたの病院の看護師が抱いている問題意識を把握したことになるのか、を考えてみると、おそらくこの情報だけでは、看護師の「いまの思い」を汲み取ったことにはならないと感じられるのではないでしょうか。

つまり、看護師がある事柄を「問題だ」と感じるとき、その看護師の日々の業務のあり方や仕事に対する満足度など、様々な状況的要素が複雑に絡み合った結果としてそう感じている、と考えるべきなのです。したがって、たとえあなたの調査目的が「看護師が問題と考えている事柄を把握する」ことだとしても、そうした状況的要因をも同時に知ることが不可欠です。言い換えれば、アンケート調査においては、回答者の属性や回答者のおかれた状況、普段の思いといったことをできるだけ同時に把握することが求められます。

回答者の属性としては、年齢、経験年数、所属病棟などの業務上の情報はもとより、学歴や未婚・既婚、就学前の子どもの有無や介護する人の有無など家庭的な背景も、できれば聞いておくことが望ましいでしょう（これは特に回帰分析などの因果関係分析を行う際には必須です）。さらに、回答者が実際に従事している業務内容や、そのような業務に対する満足度なども聞いておくと、アンケート自体の情報量が各段に増えるとともに、調査される側にとってもこの調査に対する関心度が高まることが期待されます。

以上を考慮して「回答者の属性」「業務内容」「改善課題」「職務満足」という４つの大項目を立て、調査票を作成してみました（次ページのアンケート調査を参照）。

STEP 3　倫理審査

アンケート調査によって「人」に関するデータを得ようとする場合、その対象がたとえ院内の看護師であっても、今日では病院内の「倫理審査」を受けて調査における倫理上の配慮を確定しておく必要があります。倫理審査を受ける場合に求められる書類は、①研究計画書（目的、方法、個人情報の扱い、利益相反の有無等を記した調査研究の全貌を示したもの）、②実際に調査で用いる調査票、③調査対象者に対して調査の内容を説明する説明文と、調査への同意書および調査中止申出書（途中で問題があり調査への参加を見送りたい場合の申出書式）などです。

病院看護師がもつ問題意識に関するアンケート調査

〇〇病院看護部
2019年△△月実施

このアンケート調査は、病棟や外来で勤務するみなさんが日ごろご自分の業務や仕事の環境、病院のサービスのあり方など病院全般についてどのような問題意識をお持ちかを把握し、業務改善や職場環境の改善に向けた貴重な情報として活用するためのものです。みなさんの忌憚のないご意見をお聞かせください。

中略

1．みなさん自身のことについて　⇒　質的・量的調査に共通

はじめに回答いただくみなさん自身のことについておたずねします。

1-1. 年齢（　　）歳

1-2. この病院での勤務年数　1　3年未満　2　3～5年　3　6～10年　4　11～15年　5　15年以上

1-3. あなたの現在の所属　1　内科病棟　2　外科病棟　3　産婦人科病棟　4　混合病棟　5　小児科病棟　6　外来　7　中央診療部

1-4. 未婚・既婚　どちらかに〇をしてください

1-5. 就学前児童の有無　1　あり（　）人　2　なし

1-6. あなたが介護をしている人の有無　1　あり　2　なし

2．あなたの業務内容

質的分析	量的分析
あなたは一日のうちにどんな業務をしていますか。以下のうち、あてはまるものをすべて選んで〇をしてください。 1）申し送り業務　2）投薬指示確認・準備業務 3）患者検温等業務　4）患者清拭業務 5）喫食補助業務　6）服薬指導業務 7）患者移動補助業務　8）検査・手術等付き添い業務 9）サマリー記入業務　10）会議／研修会等出席 11）その他（上記に含まれない業務）	あなたの一日の業務について、それぞれどれくらい従事していますか。以下の各業務について、従事の割合を記入してください(おおよその割合で結構です。ただし全業務の合計が100になるようにお答えください。従事していない業務は0と記入してください)。 1)申し送り業務(　%)　2)投薬指示確認・準備業務(　%) 3)患者検温等業務(　%)　4)患者清拭業務(　%) 5)喫食補助業務(　%)　6)服薬指導業務(　%) 7)患者移動補助業(　%)　8)検査・手術等付き添い業務(　%) 9)サマリー記入業務(　%)　10)会議／研修会等出席(　%) 11)その他(上記にふくまれない業務)(　%)

３．あなたが改善が必要と思うことがら

あなたは今の職場で看護師として問題だと思うことはありますか。以下の各項目について、あてはまるものすべてに○をしてください。

Ⅰ：仕事の環境に関すること
1）必要な情報が管理職からスタッフにきちんと伝わらない
2）医師と看護師とのコミュニケーションが十分とれてない
3）治療上の指示があいまいで何度も確認しなければならない
4）何を依頼する場合でも手続きが煩雑で非効率的である
Ⅱ：処遇に関すること
1）賃金水準が他病院より低い
2）研修や学会に出る機会がほとんどない
3）休暇がとりにくい
4）食堂や休憩室などの福利厚生が貧弱である
Ⅲ：医療提供体制に関すること
1）待ち時間が長く、患者のクレームが多い
2）館内の照明が暗く、陰気な雰囲気である
3）患者が待ち時間を有効に過ごせるスペースがない
4）医師の説明が不十分なように感じる

あなたは今の職場で看護師として問題だと思うことはありますか。以下の各項目について、問題の深刻さを１から５の数値で評価してお答えください（ただし１＝全く問題はない～５＝すぐに改善すべき非常に大きな問題である）。

Ⅰ：仕事の環境に関すること
1）必要な情報の管理職からスタッフへの伝達状況　1～5
2）医師と看護師とのコミュニケーションの十分さ　1～5
3）治療上の指示の明確さ　1～5
4）業務依頼時の手続きの煩雑さ　1～5
Ⅱ：処遇に関すること
1）賃金水準　1～5
2）研修学会などの自己研さんの機会の頻度　1～5
3）休暇の取得度合い　1～5
4）福利厚生の水準　1～5
Ⅲ：医療提供体制に関すること
1）待ち時間の長さとクレームの頻度　1～5
2）館内の照明の明るさ　1～5
3）患者待ち時間の有効利用の方策　1～5
4）医師の説明の十分さ　1～5

４．仕事に対するあなたの満足度

あなたは現在の自身の仕事内容について、どのくらい満足していますか。以下の５つからもっともあてはまる気持ちを選んで○をしてください。

1）おおいに満足している
2）どちらかといえば満足である
3）どちらともいえない
4）どちらかというと不満である
5）全く満足できない

あなたは現在の自身の仕事内容について、どのくらい満足していますか。以下の各項目について「非常に満足している」を100点としたときの、あなたの感じる点数を記載してください。

1）看護師としてのやりがい（　点）
2）業務に対する報酬（　点）
3）医師との協力関係（　点）
4）専門性の発揮度（　点）
5）主体的な業務遂行（　点）
6）患者との関係性（　点）
7）上司との関係性（　点）
8）同僚や後輩との関係性（　点）

倫理審査のための様式は、施設によって異なりますので、基本的に書くべき事柄のみを示すと、①の研究計画書では、（ア）研究の背景（なぜその研究が必要なのか）、（イ）研究の目的（明らかにしたいことは何か）、（ウ）研究の対象と方法（誰に対して、どのような方法で調査を行い、どのような分析を実施するのか、事前に分析方法を決めておく必要があるのです）、（エ）調査実施期間（通常は倫理審査承認後から○○まで、といった書き方）、（オ）研究対象への同意の取り方（調査内容をわかりやすく説明することと、調査参加の任意性を明確にする方法）、（カ）個人情報の保護の方策（得られたデータをどう扱い、最終的にどのように保存、処分するのか）といったことを、できるだけ具体的に書くことが求められます。

STEP 4　倫理審査

幸い倫理審査も無事承認され、いよいよ調査の開始です。ここでは、調査票をどのように配布し、どのように回収するのか、その方法をご紹介します。

まず、調査対象が病院内のみの場合には、

①直接配布→直接回収
②直接配布→一括（依頼）回収
③依頼配布→一括（依頼）回収

のいずれかで配布と回収が行われることになるでしょう。①の「直接配布→直接回収」という方法は、最も回収率が高くなるという利点がある一方、被験者からすれば、誰が回答したかがわかってしまうのではないかという不安を生じさせる可能性があります。そこで一般的には、②の「直接配布→一括（依頼）回収」または③の「依頼配布→一括（依頼）回収」の方法になることが多いと思います。特に③の場合、配布と回収を依頼する部署の長にも、調査の意義と方法についての十分な説明が必要であることは言うまでもありません。というのも、依頼先が調査を理解していないと、調査票の配布段階で配布対象が恣意的に選別されたり、回収期限が守られなかったりといった問題が生じ、結果として回収率も下がることになりかねないからです。

次に、もし調査対象が外部の施設や個人を含む場合には、

① 郵送法
② 直接配布→直接回収法
③ 直接または郵送配布→一括（依頼）回収（＝留め置き法）

のいずれかを行うことになります。①の「郵送法」では、調査票を対象施設に郵送し、返信用封筒に回答済み調査票を入れて返送してもらうことになりますので、調査者にとっては簡便ではあるものの、調査についての説明が不十分になったり、回収率が低くなったりするという弊害があることは覚悟しなければなりません。一方で、②の「直接配布→直接回収法」や③の「直接または郵送配布→一括（依頼）回収（＝留め置き法）」の方法で配

布と回収をすれば、ある程度の回収率が見込めるだけでなく、依頼先にも調査の意義を伝えやすくなるため、可能であれば、②もしくは③による配布と回収を行うことが望ましいでしょう。

STEP 5 データベースの作成

無事調査が終わり、期待通りの回収率によりあなたの手元に回答が戻ってきたら、回答結果を分析可能なデータとするための「データベース」を作成する作業に入ります。

はじめに、回答を質問項目順にエクセル（Microsoft Excel）などのスプレッドシートに入力していきますが、こうして作成したデータベースを、アンケート調査のローデータ（row data＝回答結果そのままの生データ）と呼びます。このローデータは、あくまで回答者の回答をそのまま写し取ったもので、必ずしも分析者の視点で整理されてはいません。そこで、このローデータをもとに、分析者の目線でデータを並び替えたり追加したりして、「分析用データ」に再構築する必要があります。

たとえば、先のアンケート調査（病院看護師がもつ問題意識に関するアンケート調査）で看護師の満足度を聞いている質問4をみると、満足の度合いが「1 おおいに満足している」から「5 全く満足できない」となっており、満足という点では「降順（高→低）」になっていますが、これを満足の度合いと整合的に処理しようと思うなら、むしろ「昇順（低→高）」、つまり「1 全く満足できない」から「5 おおいに満足している」とするほうがよいかもしれません。

また、勤務している診療科や入院・外来の区別をもとの質問項目のように連続的な数字で処理しようとすると、それが「順序データ」なのか、単なる「標識データ」なのか区別がつかなくなり、結果の解釈を複雑にしてしまう可能性があります。そこで、たとえばローデータに「入院＝1」、「外来＝0」という識別子（これをダミーデータといいます）を加え、所属の違いの影響をより明確に分析できるようにすることが必要です。このような処理を加えたデータが、分析のための「データベース」となるのです。

STEP 6　分析と考察

データベースを作成して、いよいよ分析にとりかかります。ここでは、事例のアンケートが質的内容に関心をもつ構造になっていますから、次ページの表❸のようなデータベースを作成して、基本統計量の作成から比較検定までを行ってみましょう（回答傾向の背景要因分析に関する考え方や技法については、本書の続編で詳しく解説する予定です）。

基本統計量を出す

まず、アンケート調査結果から作成した「データベース」をご覧ください（表❸）。ここには、もとの質問にある項目に対する回答のほか、いくつかの「分析用」データが付加されています。基本統計量を出す場合、こうした付加されたデータも加えておくとよいでしょう。

No.	介護する人の有無	申し送り	投薬指示確認・準備	患者検温等	患者清拭	喫食補助	服薬指導	患者移動補助	検査・手術等付き添い
1	2	1	1	1	0	0	1	0	0
2	1	1	1	0	0	0	0	1	1
3	2	1	1	1	1	1	1	1	1
4	2	1	1	1	1	1	1	1	1
5	2	1	1	1	1	1	1	1	1
6	2	1	1	1	1	1	1	1	1
7	2	1	0	0	0	0	1	0	1
8	2	1	1	1	1	1	1	1	1
9	1	0	1	0	0	0	0	1	1
10	2	1	1	0	0	1	1	1	1
11	2	1	1	1	1	1	1	1	1
12	1	1	1	1	1	1	1	0	1
13	2	1	1	1	1	1	1	1	1
14	2	1	1	1	1	1	1	1	1
15	2	1	1	1	1	1	1	1	1
16	2	1	1	1	1	1	1	1	1
17	2	1	0	0	0	0	1	1	1
18	2	1	1	1	1	1	1	1	1
19	2	0	0	0	1	1	1	1	1
20	2	0	0	0	0	0	0	0	0
21	2	1	0	0	0	1	1	0	1
22	2	1	1	1	1	1	1	1	1
23	2	1	0	0	0	0	1	0	1
24	1	0	0	0	0	1	0	0	0
25	2	1	1	1	1	1	1	1	1
26	2	1	1	1	1	1	1	1	1
27	2	1	0	0	0	0	1	0	1
28	1	1	1	1	1	1	1	1	1
29	2	1	1	1	1	1	1	1	1
30	2	1	1	1	1	1	1	1	1
31	1	0	0	0	1	1	1	1	1
32	2	1	1	1	1	1	1	1	1
33	2	1	1	1	1	1	1	1	1
34	2	1	0	0	0	0	1	0	1
35	1	1	1	1	1	1	1	1	1
36	2	1	0	0	0	0	1	0	1
37	2	1	1	1	1	1	1	1	1
38	2	0	0	0	0	0	0	0	0
39	1	0	1	1	1	1	1	1	1
40	2	0	0	0	0	0	1	0	0
41	2	1	1	1	1	1	1	1	1
42	2	1	1	1	1	1	1	1	1
43	2	1	0	0	0	0	1	1	1
44	2	0	0	0	0	1	0	0	0
45	2	1	1	1	1	1	1	1	1
46	2	1	1	1	1	1	1	1	1
47	1	0	0	1	1	1	0	1	1
48	2	1	0	0	0	0	0	0	1
49	2	0	0	0	0	0	0	0	0
50	2	1	1	1	1	1	1	1	1

表❸ データベース

No.	年齢	勤務年数	所属	入院D	外科系病棟D	未婚既婚	就学前児童の有無	未就学児有D	人数
1	28	2	2	1	1	0	2	0	0
2	44	3	1	1	0	1	2	0	0
3	31	2	3	1	1	1	1	1	4
4	30	3	1	1	0	0	2	0	0
5	25	1	1	1	0	0	2	0	0
6	27	2	4	1	1	0	2	0	0
7	25	2	6	0	0	0	2	0	0
8	35	4	5	1	0	0	1	1	1
9	46	5	1	1	0	1	2	0	0
10	39	4	2	1	1	0	2	0	0
11	41	2	1	1	0	1	2	0	0
12	43	4	4	1	1	1	2	0	0
13	29	3	5	1	0	1	1	0	2
14	23	1	2	1	1	0	2	0	0
15	24	2	2	1	1	0	2	0	0
16	33	3	1	1	0	1	1	0	5
17	34	4	6	0	0	1	1	0	3
18	38	4	1	1	0	1	2	0	0
19	40	5	2	1	1	1	2	0	0
20	31	2	7	0	0	0	1	1	1
21	27	2	6	0	0	1	2	0	0
22	35	4	2	1	1	1	1	0	6
23	24	1	6	0	0	1	2	0	0
24	50	4	4	1	1	1	2	0	0
25	42	4	3	1	1	0	2	0	0
26	26	2	5	1	0	0	2	0	0
27	29	3	6	0	0	1	2	0	0
28	31	3	4	1	1	1	1	1	2
29	25	2	2	1	1	0	2	0	0
30	27	2	1	1	0	0	2	0	0
31	44	5	1	1	0	1	2	0	0
32	31	3	5	1	0	0	2	0	0
33	28	3	2	1	1	1	1	1	4
34	23	1	6	0	0	0	2	0	0
35	41	4	4	1	1	1	2	0	0
36	23	1	6	0	0	0	2	0	0
37	37	4	3	1	1	0	2	0	0
38	36	3	7	0	0	1	1	1	3
39	51	3	1	1	0	1	2	0	0
40	47	4	6	0	0	1	2	0	0
41	39	4	4	1	1	0	2	0	0
42	34	3	2	1	1	1	2	0	0
43	29	3	6	0	0	1	1	1	5
44	27	2	7	0	0	0	2	0	0
45	38	4	4	1	1	1	1	1	2
46	43	5	3	1	1	1	2	0	0
47	52	4	2	1	1	1	2	0	0
48	46	3	6	0	0	1	2	0	0
49	26	1	7	0	0	0	2	0	0
50	35	4	1	1	0	1	1	1	3

No.	処遇：休暇がとりにくい	処遇：福利厚生が貧弱	医療体制：待ち時間長い	医療体制：証明暗く陰気	医療体制：患者の有効スペースなし	医療体制：医師の説明不十分	満足度	満足度昇順
1	1	0	0	1	1	0	3	3
2	1	1	1	1	0	1	4	2
3	1	1	0	0	0	0	3	3
4	0	1	0	0	1	0	3	3
5	1	1	1	1	1	0	2	4
6	0	0	0	0	1	0	3	3
7	1	0	1	1	0	1	2	4
8	0	0	1	0	1	0	4	2
9	0	0	0	1	0	1	4	2
10	1	0	0	1	1	1	3	3
11	1	0	0	0	1	0	2	4
12	0	0	0	1	0	1	3	3
13	1	1	0	1	1	1	2	4
14	1	1	1	0	1	0	2	4
15	0	1	0	1	1	0	2	4
16	1	1	0	1	0	1	3	3
17	1	0	1	0	1	1	3	3
18	1	1	0	1	0	0	2	4
19	0	0	0	1	0	1	3	3
20	1	1	0	1	0	0	2	4
21	1	0	1	1	0	0	3	3
22	1	0	0	0	1	0	3	3
23	1	0	1	1	1	1	2	4
24	0	1	0	1	0	0	4	2
25	1	1	0	1	1	0	3	3
26	1	1	0	0	1	0	2	4
27	0	1	1	1	0	1	3	3
28	0	0	0	1	1	1	3	3
29	1	1	1	1	0	0	2	4
30	0	1	0	1	1	0	1	5
31	0	1	0	0	1	0	4	2
32	1	1	1	0	0	1	3	3
33	1	0	0	1	0	0	3	3
34	0	0	1	1	1	0	2	4
35	0	1	0	1	0	0	3	3
36	0	0	1	1	1	0	2	4
37	0	1	1	1	0	1	4	2
38	1	1	0	0	1	0	3	3
39	0	1	1	1	0	1	3	3
40	0	0	1	1	1	0	3	3
41	0	1	0	1	1	1	3	3
42	1	1	1	1	0	0	3	3
43	1	1	0	1	0	0	2	4
44	0	0	0	0	0	0	3	3
45	1	0	1	1	1	1	4	2
46	1	1	1	1	1	1	3	3
47	1	1	0	1	1	1	3	3
48	1	1	1	1	1	1	4	2
49	1	0	0	1	0	0	2	4
50	0	1	0	0	1	0	3	3

No.	サマリー記入	会議・研修会出席	その他	仕事：必要な情報が伝わらない	仕事：医師とのコミュニケーションがとれない	仕事：治療上の指示があいまい	仕事：何事も手続きが煩雑	処遇：賃金が低い	処遇：研修等に出る機会少ない
1	1	0	1	1	1	0	0	1	1
2	1	1	1	0	1	1	1	0	1
3	1	0	1	0	0	1	0	1	1
4	1	0	1	1	1	1	1	1	0
5	1	0	1	1	0	0	0	1	1
6	1	0	1	1	0	1	0	0	1
7	1	0	1	0	1	0	0	1	1
8	1	1	1	1	1	0	0	1	0
9	1	0	1	0	1	0	1	0	0
10	1	0	1	1	1	0	1	0	1
11	1	1	1	1	0	0	0	1	1
12	1	1	1	1	0	0	1	0	1
13	1	0	1	0	0	1	0	1	1
14	1	0	1	1	1	0	0	1	1
15	1	0	1	0	0	1	1	1	1
16	1	0	1	1	0	1	1	1	0
17	1	1	1	0	0	0	0	1	1
18	1	0	1	0	0	1	0	0	1
19	1	0	1	1	1	0	0	0	0
20	0	0	1	1	0	0	1	1	1
21	1	0	1	1	0	0	0	0	1
22	1	0	1	1	1	1	1	1	1
23	1	0	1	1	1	0	1	0	0
24	1	1	1	0	0	0	1	1	1
25	1	0	1	0	1	1	0	1	0
26	1	0	1	1	0	0	0	0	0
27	1	0	1	0	1	0	0	1	1
28	1	0	1	1	1	1	0	1	1
29	1	0	1	0	1	1	0	0	1
30	1	0	1	1	1	0	0	0	1
31	1	1	1	1	1	1	0	1	1
32	1	0	1	0	1	1	0	1	1
33	1	0	1	1	1	1	0	0	1
34	1	0	1	1	1	0	0	0	1
35	1	0	1	0	1	0	0	1	0
36	1	0	1	1	1	0	0	0	0
37	1	0	1	1	0	0	0	1	1
38	0	0	1	1	0	0	0	1	1
39	1	1	1	0	1	0	0	1	1
40	1	1	1	0	0	1	0	1	0
41	1	0	1	1	1	1	1	1	1
42	1	0	1	1	1	0	0	0	1
43	1	0	1	0	1	1	0	0	0
44	0	0	1	1	1	1	1	0	1
45	1	0	1	1	1	0	0	1	1
46	1	1	1	1	1	1	0	1	1
47	1	0	1	0	0	0	1	0	0
48	1	0	1	0	1	0	0	1	1
49	0	0	1	1	1	1	0	0	1
50	1	0	1	1	1	0	0	1	1

画像❶「ツール」→「データ分析」

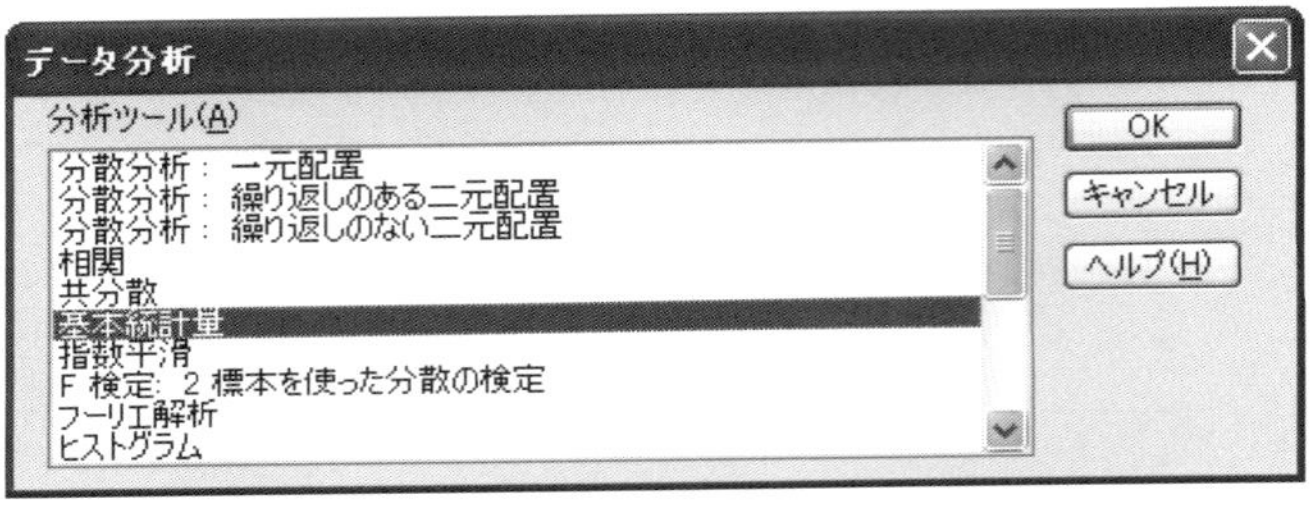

画像❷「基本統計量」

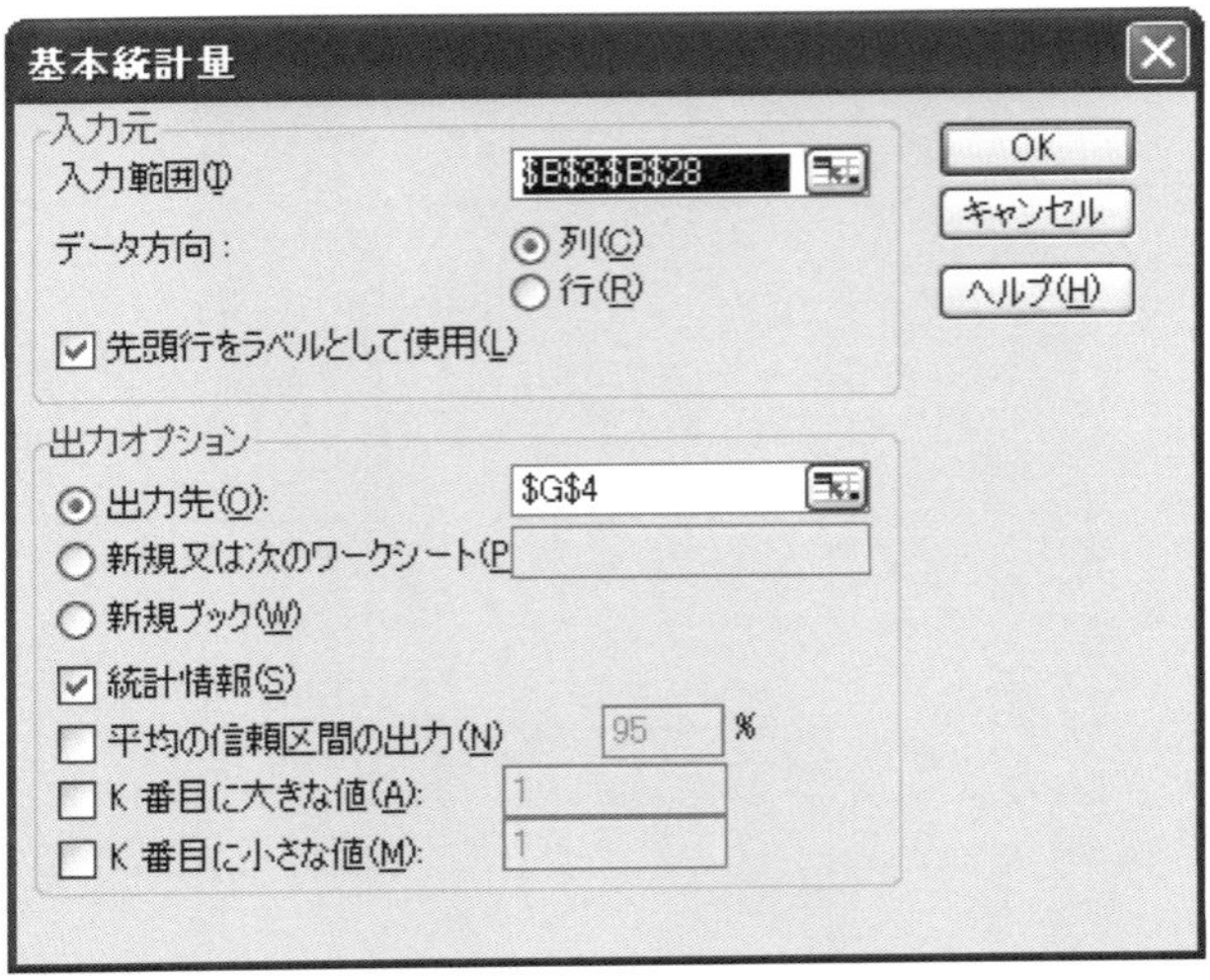

基本統計量を出す方法は、Ｒなどのオープンソフトを使うこともできますが、ソフトによってはコマンドを自分で書く必要があるなど、必ずしもすべてが初心者向けとは限りません。実際に使い勝手がよい統計ソフトとして、エクセルやＳＰＳＳ（Statistical Package for the Social Science）、ＳＡＳ（Statistical Analysis System）などがありますが、ここでは最も入手しやすく扱いやすいと思われるエクセルの統計機能を使って「基本統計量＝記述統計」を出しましょう。

エクセルで基本統計量を出す場合、２通りの方法があります。１つはエクセルのアドイン機能である「分析ツール」の中の「基本統計量」を用いる方法です。

エクセルの「ツール」にあらかじめ「データ分析」がアドインされていれば、前ページの図（画像❶）のような画面が出てきます。

ここで「基本統計量」を選択すれば、前ページの図（画像❷）のようなボックスが表示されますので、あとは指示に従って入力範囲と出力先を指定し、統計情報にチェックを入れて「ＯＫ」を押せば、表❸のような基本統計量が出力されます。ただし、この調査結果をレポートや論文に活用する予定がある場合は、出力様式のままではなく、読みやすい表に改訂することが必要です。

基本統計量には、すでに学んだ「標準偏差」や「分散」、「メジアン」などの言葉がみられます。ここでもう一度それらの意味を確認してみてください。

入院D		外科系病棟D		申し送り	
平均	0.72	平均	0.42	平均	0.78
標準誤差	0.064143	標準誤差	0.070508	標準誤差	0.059178
中央値	1	中央値	0	中央値	1
最頻値	1	最頻値	0	最頻値	1
標準偏差	0.453557	標準偏差	0.498569	標準偏差	0.418452
分散	0.205714	分散	0.248571	分散	0.175102
尖度	−1.021350	尖度	−1.968697	尖度	−0.060755
歪度	−1.010530	歪度	0.334290	歪度	−1.394027
範囲	1	範囲	1	範囲	1
最小	0	最小	0	最小	0
最大	1	最大	1	最大	1
合計	36	合計	21	合計	39
標本数	50	標本数	50	標本数	50

仕事：必要な情報が伝わらない		仕事：医師とのコミュニケーションがとれない		満足度	
平均	0.62	平均	0.64	平均	2.82
標準誤差	0.069341	標準誤差	0.068571	標準誤差	0.101780
中央値	1	中央値	1	中央値	3
最頻値	1	最頻値	1	最頻値	3
標準偏差	0.490314	標準偏差	0.484873	標準偏差	0.719694
分散	0.240408	分散	0.235102	分散	0.517959
尖度	−1.814290	尖度	−1.708176	尖度	−0.330321
歪度	−0.509877	歪度	−0.601532	歪度	−0.057211
範囲	1	範囲	1	範囲	3
最小	0	最小	0	最小	1
最大	1	最大	1	最大	4
合計	31	合計	32	合計	141
標本数	50	標本数	50	標本数	50

基本統計量の出力（一部）

年　齢		勤務年数		所　属	
平均	34.24	平均	2.98	平均	3.58
標準誤差	1.162531	標準誤差	0.165344	標準誤差	0.295669
中央値（メジアン）	33.5	中央値	3	中央値	3.5
最頻値	31	最頻値	4	最頻値	1
標準偏差	8.220333	標準偏差	1.169162	標準偏差	2.090699
分散	67.573878	分散	1.366939	分散	4.371020
尖度	−0.852911	尖度	−0.895075	尖度	−1.433884
歪度	0.453173	歪度	−0.119460	歪度	0.196735
範囲	29	範囲	4	範囲	6
最小	23	最小	1	最小	1
最大	52	最大	5	最大	7
合計	1712	合計	149	合計	179
標本数	50	標本数	50	標本数	50

サマリー記入		会議・研修会出席		その他	
平均	0.92	平均	0.2	平均	1
標準誤差	0.038756	標準誤差	0.057143	標準誤差	0
中央値 1		中央値	0	中央値 1	
最頻値 1		最頻値	0	最頻値	1
標準偏差	0.274048	標準偏差	0.404061	標準偏差	0
分散	0.075102	分散	0.163265	分散	0
尖度	8.534488	尖度	0.407247	尖度	
歪度	−3.192877	歪度	1.546796	歪度	
範囲	1	範囲	1	範囲	0
最小	0	最小	0	最小	1
最大	1	最大	1	最大	1
合計	46	合計	10	合計	50
標本数	50	標本数	50	標本数	50

所属診療科間の意識の違いの有無を検討

続いて、回答者の所属する部署（入院か外来か）、あるいは所属診療科（外科系か内科系か）によって質問に対する傾向に違いがあるかどうかを確認してみましょう。検定すべき事柄はいくつかあると思いますが、ここでは「入院部門と外来部門とでは、満足度の分散に違いがあるのかどうか」を「t検定」を使って検定してみます。ここで帰無仮説（H＝0）は「違いがない」で、もしこの仮説が棄却できれば、すなわちH＝1のt値が5％水準で少なくとも2・5以上あれば、看護師の満足度は勤務している部署によって違いがあると考えることができます。

この検定を行うために、エクセル分析の「等分散を仮定した2標本による検定」ボックスを使って検定しましょう。データベースを「入院D」を使って2つのグループに分け、それを下の図（画像❸）のボックスの入力範囲にそれぞれ入れます（ただし、画像❸の範

画像❸「等分散を仮定した２標本による検定」

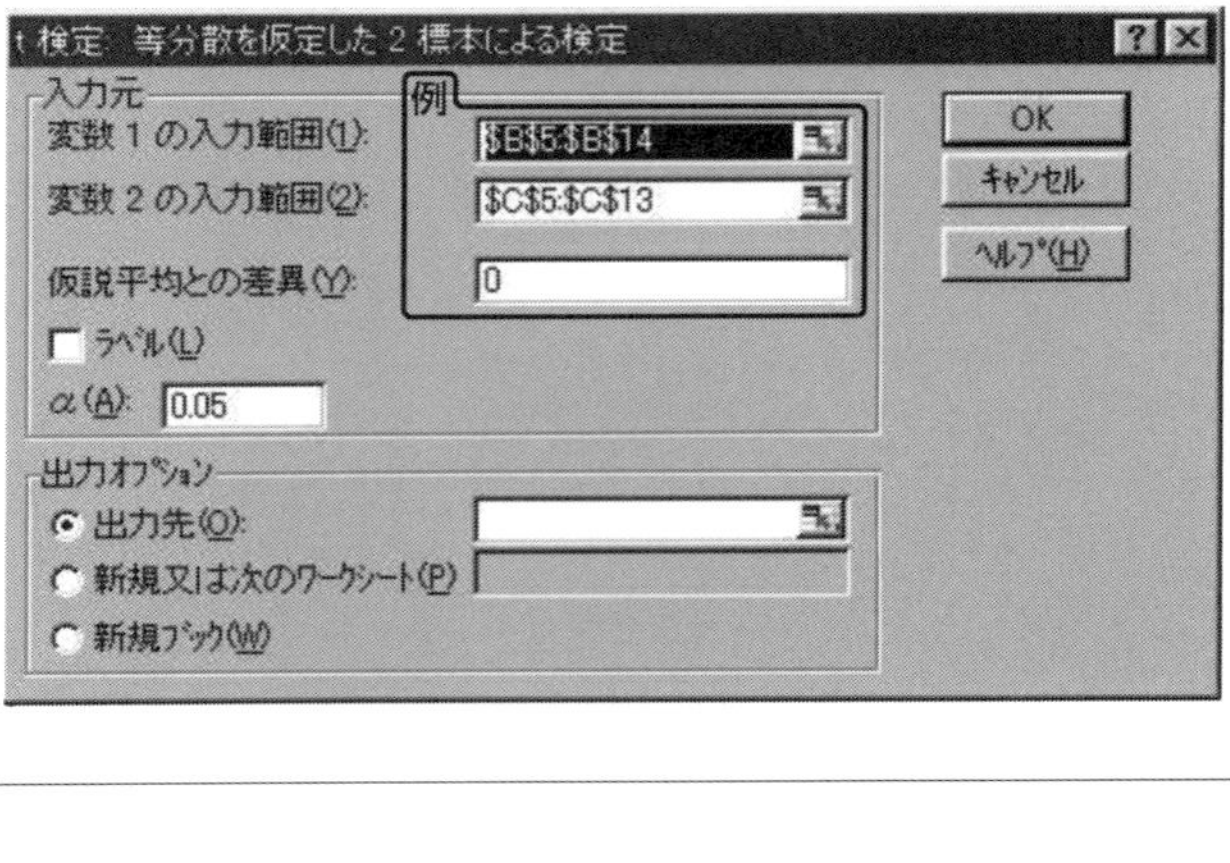

囲はサンプルで実際の入力配置とは異なります）。α（A）は有意水準ですから、５％水準での検定であれば、ここは０・05とします。

下の表は、事例のデータから実際に検定を行った結果です。この結果から、ｔ値（の絶対値）は１・５程度、また等分散である確率（ｐ）は０・１２９と出ました。すなわち、入院部門で働く看護師と外来部門で働く看護師の間で満足度が同じような傾向にあるとは、必ずしもそう言えないまでも、傾向が異なると言いきることもできない微妙な結果であることがわかります。このような場合、統計的には「５％有意水準で両者の満足度が同じような傾向であるということは棄却されない＝入院・外来によって満足度に違いがあるとは言えない」と結論づけるのが妥当となります。

t 検定の結果

	入院	外来
平均	3.08333	3.4286
分散	0.53571	0.4176
観測数	36	14
プールされた分散	0.5037	
仮説平均との差異	0	
自由度	48	
t	−1.5444	
P（T 〈= t ）片側	0.0645	
t 境界値 片側	1.6772	
P（T 〈= t ）両側	0.1291	
t 境界値 両側	2.0106	

4章のまとめとして

本章では、仮想的なアンケート調査の立案から調査票の作成、さらに調査の実施と回収データのデータベース化、そして基本統計量とt検定を実施するまでを、実際にみなさんが遭遇するであろう状況を踏まえながらごく簡単に紹介しました。

アンケート調査を行うということは、調査対象（母標本）のもつ様々な特性の一部を取り出して、そこから母標本の姿を予測するという行為です。

すでに学んだように、母標本には多様な属性が潜んでおり、私たちが推測できる範囲や内容はたかだかその中の一部であると認識することは大変重要な姿勢だと思います。言い換えれば、統計を学んでその技法に慣れてくると、自分の設定した仮説を支持する統計分析結果は過大に、反対に仮説を否定するような結果は過小に評価したくなるのが人情です。しかし、先述したような統計の「限界」を認識して、統計を必要以上に過信しないという態度こそ、本来の科学的態度ではないかと思います。

〝それでは物事の白黒が判断できない〟という声が聞こえてきそうですが、無理に自分が納得できる結果を追求しすぎたために、かえって「正しい」判断材料を得るという統計本来の目的から遠のいてしまうような行動に陥ってしまう事例が後を絶たないことも事実です。

統計は大変便利で強力なツールです。しかし、統計がすべてをもたらしてくれるわけではないこともぜひ私たちは肝に銘じて、統計とうまく付き合っていきたいものだと思います。